中医历代名家学术研究丛书

主编 潘桂娟

郑钦安

汪剑 编著

Academic Research Series of Famous
Doctors of Traditional Chinese
Medicine through the Ages

"十三五"国家重点图书出版规划项目

中国中医药出版社

·北 京·

图书在版编目（CIP）数据

中医历代名家学术研究丛书. 郑钦安 / 潘桂娟主编；汪剑编著.
—北京：中国中医药出版社，2017.9
ISBN 978 – 7 – 5132 – 1762 – 0

Ⅰ.①中… Ⅱ.①潘… ②汪… Ⅲ.①中医学—临床医学—
经验—中国—清代 Ⅳ.① R249.1

中国版本图书馆 CIP 数据核字（2013）第 291774 号

中国中医药出版社出版

北京市朝阳区北三环东路 28 号易亨大厦 16 层
邮政编码 100013
传真 010 64405750
河北新华第二印刷有限责任公司印刷
各地新华书店经销

开本 880 × 1230 1/32 印张 7 字数 179 千字
2017 年 9 月第 1 版 2017 年 9 月第 1 次印刷
书号 ISBN 978 – 7 – 5132 – 1762 – 0

定价 45.00 元
网址 www.cptcm.com

社 长 热 线 010-64405720
购 书 热 线 010-89535836
侵 权 打 假 010-64405753

微信服务号 zgzyycbs
微商城网址 https://kdt.im/LIdUGr
官 方 微 博 http://e.weibo.com/cptcm
天猫旗舰店网址 https://zgzyycbs.tmall.com

如有印装质量问题请与本社出版部联系（010 64405510）

项目来源及国家重点图书出版计划

2005 年度国家"973"计划课题"中医理论体系框架结构与内涵研究"（编号：2005CB532503）

2009 年度科技部基础性工作专项重点项目"中医药古籍与方志的文献整理"（编号：2009FY120300）子课题"古代医家学术思想与诊疗经验研究"

2013 年度国家"973"计划项目"中医理论体系框架结构研究"（编号：2013CB532000）

国家中医药管理局重点研究室"中医理论体系结构与内涵研究室"建设规划

"十三五"国家重点图书、音像、电子出版物出版规划（医药卫生）

前言

中医理论肇始于《黄帝内经》《难经》，本草学探源于《神农本草经》，辨证论治及方剂学发轫于《伤寒杂病论》。在此基础上，历代医家结合自身的思考与实践，提出独具特色的真知灼见，不断革故鼎新，充实完善，使得中医药学具有系统的知识体系结构、丰富的原创理论内涵、显著的临床诊治疗效、深邃的中国哲学背景和特有的话语表达方式。历代医家本身就是"活"的学术载体，他们刻意研精，探微索隐，华叶递荣，日新其用。因此，中医药学发展的历史进程，始终呈现出一派继承不泥古、发扬不离宗的繁荣景象。

中国中医科学院中医基础理论研究所，自2008年起相继依托2005年度国家"973"计划课题"中医学理论体系框架结构与内涵研究"、2009年度科技部基础性工作专项重点项目"中医药古籍与方志的文献整理"子课题"古代医家学术思想与诊疗经验研究"、2013年度国家"973"计划项目"中医理论体系框架结构研究"，以及国家中医药管理局重点研究室"中医理论体系结构与内涵研究室"建设规划，联合北京中医药大学等16所高等院校及科研和医疗机构的专家、学者，选取历代具有代表性或学术特色突出的医家，系统地阐释与解析其代表性学术思想和诊疗经验，旨在发掘与传承、丰富与完善中医理论体系，为提升中医师理论水平和临床实践能力和水平提供参考和借鉴。本套丛书即是此系列研究阶段性成果总结而成。

综观历史，凡能称之为"大医"者，大都博览群书，学问淹博赅洽，集百家之言，成一家之长。因此，我们以每位医家独立成书，尽可能尊重原著，进行总结、提炼和阐发。此外，本丛书的另一个特点是，将医家特色学术观点与临床实践相印证，尽可能选择一些典型医案，用以说明理论的实践价值，便于临床施用。本丛书现已列入《"十三五"国家重点图书、音像、电子出版物出版规划》中的"医药卫生"重点图书出版计划，并将于"十三五"期间完成此项出版计划，拟收载历代102名中医名家，总字数约1600万。

丛书各分册作者，有中医基础学科和临床学科的资深专家、国家及行业重点学科带头人，也有中青年教师、科研人员和临床医师中的学术骨干，分别来自全国高等中医院校、科研机构和临床单位。从学科分布来看，涉及中医基础理论、中医各家学说、中医医史文献、中医经典及中医临床基础、中医临床各学科。全体作者以对中医药事业的拳拳之心，共同努力和无私奉献，历经数年成就了这份艰巨的工作，以实际行动切实履行了传承、运用、发展中医药学术的重大使命。

在完成上述科研项目及丛书撰写、统稿与审订的过程中，研究团队暨编委会和审订委员会全体成员，精益求精之心始终如一。在上述科研项目负责人、丛书总主编、中国中医科学院中医基础理论研究所潘桂娟研究员主持下，由常务副主编张宇鹏副研究员、陈曦副研究员及各分题负责人——翟双庆教授、刘桂荣教授、郑洪新教授、邢玉瑞教授、钱会南教授、马淑然教授、文颖娟教授、陆翔教授、杨卫彬研究员、崔为教授、柳亚平副教授、江泳副教授、王静波博士等，以及医史文献专家张效霞副教授，分别承担或参与了团队的组织和协调，课题任务书和丛书编写体例的起草、修订和具体组织实施，各单位课题研究任务的落实和分册文稿编写和审订等工作。编委会还多次组织工作会议和继续教育项目培训，组织审订委员会专家复审和修订；最终由总主编逐册复审、修订、统稿并组织作者再次修订各分册文稿。自 2015 年 6 月开始，编委会将丛书各分册文稿陆续提交中国中医药出版社，拟于 2019 年 12 月之前按计划完成本套丛书的出版。

2016 年 3 月，国家中医药管理局颁布了《关于加强中医理论传承创新的若干意见》，指出"加强对传承脉络清晰、理论特色鲜明的古代医家的学术思想研究，深入研究中医对生命、健康与疾病认知理论，系统总结中医养生保健、防病治病理论精华，提升中医理论指导临床实践和产品研发的能力，切实传承中医生命观、健康观、疾病观和预防治疗观"。上述项目研究及丛书的编写，是研究团队对国家层面"加强中医理论传承与创新"号召的积极响应，体现了当代中医学人敢于担当的勇气和矢志不渝的追求！通过此项全国协作的系统工程，凝聚了中医医史、文献、理论、临床研究的专门人才，培育了一支专业化的学术队伍。

在此衷心感谢中国中医科学院及其所属中医基础理论

研究所、中医药信息研究所、研究生院，以及北京中医药大学、陕西中医药大学、山东中医药大学、云南中医学院、安徽中医药大学、辽宁中医药大学、浙江中医药大学、成都中医药大学、湖南中医药大学、长春中医药大学、黑龙江中医药大学、南京中医药大学、河北中医学院、贵阳中医药大学、中日友好医院等16家科研、教学、医疗单位，对此项工作的大力支持！衷心感谢中国中医药出版社有关领导及华中健编审、伊丽萦博士及全体编校人员对丛书编写及出版的大力支持！

本丛书即将付梓之际，百余名作者感慨万千！希望广大读者透过本丛书，能够概要纵览中医药学术发展之历史脉络，撷取中医理论之精华，传承千载临床之经验，为中医药学术的振兴和人类卫生保健事业做出应有的贡献！

由于种种原因，书中难免有疏漏之处，敬请读者不吝批评指正，以促进本丛书不断修订和完善，共同推进中医药学术的继承与发扬！

《中医历代名家学术研究丛书》编委会

2016 年 9 月

凡例

一、本套丛书选取的医家，均为历代具有代表性或特色学术思想与临床经验的名家，包括汉代至晋唐医家6名、宋金元医家18名、明代医家25名、清代医家46名、民国医家7名，总计102名。每位医家独立成册，旨在对医家学术思想与诊疗经验等内容进行较为详尽的总结阐发，并进行精要论述。

二、丛书的编写，本着历史、文献、理论研究有机结合的原则，全面解读、系统梳理和深入研究医家原著，适当参考古今有关该医家的各类文献资料，对医家学术思想和诊疗经验，加以发掘、梳理、提炼、升华、概括，将其中具有理论意义、实践价值的独特内容阐发出来。

三、丛书在总体框架上，要求结构合理、层次清晰；在内容阐述上，要求概念正确、表述规范，持论公允、论证充分，观点明确、言之有据；在分册体量上，鉴于每个医家的具体情况不同，总体要求控制在10万～20万字。

四、丛书每一分册的正文结构，分为"生平概述""著作简介""学术思想""临证经验"与"后世影响"五个独立的内容范畴。各分册将拟论述的内容按照逻辑与次序，分门别类地纳入以上五个内容范畴之中。

五、"生平概述"部分，主要包括医家姓名字号、生卒年代、籍贯等基本信息，时代背景、从医经历以及相关问题的考辨等。

六、"著作简介"部分，逐一介绍医家的著作名称（包括现存、已经亡佚又经后人辑复的著作）、卷数、成书年代、主要内容、学术价值等。

七、"学术思想"部分，分为"学术渊源"与"学术特色"两部分进行论述。前者重在阐述医家之家传、师承、私淑（中医经典或前代医家思想对其影响）关系，重点发掘医家学术思想的历史传承与学术渊源；后者主要从独特的学术见解、学术成就、学术特点等方面，总结医家的主要学术思想特色。

八、"临证经验"部分，重点考察和论述医家学术著作中的医案、医论、医话，并有选择地收集历代杂文笔记、地方志等材料，从中提炼整理医家临床诊疗的思路与特色，发掘、总结其独到的诊治方法。此外，还根据医家不同情况，以适当方式选录部分反映医家学术思想与临证特色的医案。

九、"后世影响"部分，主要包括"学术影响与历代评价""学派传承（学术传承）""后世发挥"和"国外流传"等内容。其中，对医家的总体评价，重视和体现学术界共识和主流观点，在此基础上，有理有据地阐明新见解。

十、附以"参考文献"，标示引用著作名称及版本。同时，分册编写过程中涉及的期刊与学位论文，以及未经引用但能体现一定研究水准的期刊与学位论文也一并列出，以充分体现对该医家研究的整体状况。

十一、附以丛书全部医家名录，依照年代时间先后排列，以便查检。

十二、丛书正文标点符号使用，依据《中华人民共和国国家标准标点符号用法》（GB/T 15834–2011）。医家原书中出现的俗字、异体字等一律改为简化正体字，个别不能对应简化字的繁体字酌予保留。

《中医历代名家学术研究丛书》编委会

2016 年 9 月

郑寿全，字钦安，生于清道光四年（1824），卒于清光绪三十二年（1906），四川邛崃人，清代著名医家。著有《医理真传》《医法圆通》《伤寒恒论》等医著。郑钦安以擅用姜、桂、附等辛温之品而名著于世，后世学者咸称其为"火神派"开山鼻祖。郑钦安的"扶阳理路"及灵活运用经方的"火神"心法，具有重要的理论意义和临床参考价值。本书内容包括郑钦安的生平概况、著作简介、学术思想、临证经验等。

编写说明

郑寿全，字钦安，生于清道光四年（1824），卒于清光绪三十二年（1906），四川邛崃人，清代医家。以擅用姜、桂、附等辛温之品而名著于世，后世学者咸称其为"火神派"开山鼻祖。

近年来，中医"火神派"在中医学术界异军突起，郑钦安学术思想及临证经验广受学者重视。20世纪80年代，唐步祺出版了《郑钦安医书阐释》，是第一次对郑钦安医学著作的系统整理。20世纪90年代以后，不少学者整理研究郑钦安学说，特别是近十年来，相关论文及著作大量涌现，研究"火神"学术蔚然成风，研究趋于高潮。张存悌、刘力红、傅文录等学者发表了大量相关论文，其中张存悌在《辽宁中医杂志》发表的火神派研究系列文章受到学界的关注。但不少学者学习郑钦安学说，仅仅看到其重用附子的表象，因此如何全面学习郑钦安的扶阳心法，如何深层次认识以郑钦安为首的扶阳医家运用附子、干姜、肉桂、桂枝等辛温药物经验背后的本质，确实是目前亟待解决的问题。

笔者所从事的专业工作是研究历代医家学术思想与临床经验，对于郑钦安学说，笔者认为：首先，郑钦安的学说是一脉贯穿的，"万病一气"是郑钦安学说的关键所在。综观郑钦安所著《医理真传》《医法圆通》，皆是以一气盈缩立论，真阳即是一气，三焦、五行、六经皆源出一气，万病皆可在此一气中求，以此便可执简驭繁，犹如《素问·六元正纪大论》所言，"知其要者，一言而终，不知其要者，流散无穷"。郑钦安学说即"一以贯之"之理。其对姜、桂、附的运用也好，对大黄、黄连的运用也好，都着眼于"一气"之上。其次，郑钦安的临床经验的确弥足珍贵，他的医著中处处闪现着智慧的火花。笔者在临床上广泛运用"钦安法"治疗内科、儿科、妇科各种杂病，皆取得了满意的疗效。再次，要深入研究郑钦安的学说，还需要追本溯源，了解其中的理学内涵。郑钦安学说的医学理论基础与乃师刘止唐先生的教导是密不可分的。郑钦安自述其年轻之时便跟随蜀中大儒刘止唐学习理学、医学。刘止唐是清代后期四川著名的大儒，槐轩学派的创始人，著有一系列新理学著作。郑钦安在刘止唐门下深受槐轩"天理""性命"学问的影响。因此，学习郑钦安之学，便需要深入探讨槐轩理学与郑钦安医学之间的关系。

本书旨在挖掘和整理郑钦安的学术思想和临证经验，提取其中有学术价值的相关内容，进行较为系统地梳理，分析研究其中理、法、方、药之内涵，汇集成篇。着力阐述如何正确继承郑钦安的学术思想和临证经验，避免片面理解郑氏"火神心法"，挖掘其运用姜、桂、附等温热药物的辨证心法。并不只是一味突出"附子""干姜"，而是将着眼点置于郑钦安"乾坤坎离—真阳—万病一气—治法方药—临证经验"一脉贯穿的医学思想，揭示郑钦安学说的理法依据。以期本书成为读者系统学习郑钦安学说的"方便法门"。

本书所依据的郑钦安原著的主要参考版本为：①清·郑寿全著，于永敏校注，中国中医药出版社 1993 年 7 月出版的《医理真传》；②清·郑寿全著，于永敏、刘小平校注，中国中医药出版社 1993 年 10 月出版的《医法圆通》；③清·郑钦安著，周鸿飞点校，学苑出版社 2009 年 7 月出版的《伤寒恒论》。

在此衷心感谢中国中医科学院中医基础理论研究所对本项研究的大力支持！也对参考文献的作者以及支持本项研究的各位同仁，表示衷心的感谢！

云南中医学院　汪剑
2015 年 6 月

目录

郑钦安

生平概述

郑寿全，字钦安，生于清道光四年（1824），卒于清光绪三十二年（1906），时人称其为"郑火神""姜附先生"，四川邛崃人。后世学者推郑钦安为中医"火神派"开山鼻祖，传人及私淑者遍及川滇两省乃至全国，声名卓著者如卢铸之、祝味菊、吴佩衡、补晓岚、范中林等。

清道光四年（1824），郑钦安诞生于蜀南邛州东路白马庙（今四川邛崃市前进乡虎墩村白马庙）。邛崃古称临邛，唐代诗人白居易《长恨歌》所言"临邛道士鸿都客"诗句中的临邛即是指此。邛崃筑城置县已有2300余年，早于秦灭巴蜀时便已置县，古时与成都（益州）、重庆（巴郡）、郫县（鹃城）并称为巴蜀四大古城。当地风物华美，历史源远流长，汉代时为富商巨贾云集之地，又是西汉才女卓文君的故乡，卓文君和司马相如演绎的中国经典爱情故事"凤求凰"就诞生在这里。邛崃一带又是中国道教发源地，县之北有大邑县鹤鸣山、都江堰市青城山，唐代著名道士袁天罡亦曾在邛州任火井县（今邛崃市火井镇）县令，有学者认为白居易所说的"临邛道士"即指袁天罡。郑钦安从小生活于邛崃这一文化底蕴深厚之地，为其日后在医道上的成长打下了坚实的文化基础，乃能儒医皆通，于医学一途方有创见。

郑钦安祖父名郑守重，乃嘉庆年间恩贡，曾任溪县教谕。父亲名郑本智，初攻科举，后屡试不第，退而办私塾执教，以训蒙为业。郑钦安出身儒门世家，又为郑本智独子，故五岁即从父读书，年稍长则博览群书，年十六岁已遍读四书五经，后随父由邛崃迁居省城成都。此时，成都有蜀中名士双流刘沅（字止唐），习儒而通医，医学上精于《内经》《伤寒论》，理学上则尤精经史，为清代理学大师，开创了理学"槐轩"一派，时称"刘门",名满巴蜀。郑钦安随父到成都后,不久便拜于刘止唐门下,习儒而兼学医,尽得止唐先生医学真传,为刘止唐门下医学弟子中之翘楚。

郑钦安在刘止唐指导之下,潜心研读《内经》《周易》《伤寒论》《陈修园医书一十三种》诸书。郑钦安在《医理真传》叙中自述:"余蜀南临邛人也,迁居于成都省城,学医于止唐刘太夫子,指示《黄帝内经》《周易》《太极》,仲景立方立法之旨。"览医书七十余种,遂穷究天地盈虚消长之理,人身阴阳合一之道,仲景立法垂方之旨,博学深思,兼采众家之长,医术日精。

道光二十八年(1848),郑钦安二十四岁时,悬壶蓉城,以擅用附子、干姜等辛温之品起沉疴、愈痼疾,踵门求治者应接不暇,活人无数,誉冠一时,人称"火神"。学术上,有感于当时一般俗医滥用寒凉的不良习气,倡导明析阴阳,以阴阳二字为总纲,沉潜于《内经》《周易》《伤寒》数十年,引易入医,学术风格独树一帜。乃著《医理真传》《医法圆通》《伤寒恒论》三著。因其学验俱丰,学术风格独特,誉满川滇诸省,学者一时为盛,由此开创"火神"一脉,当今称其为"火神派"或"扶阳学派"。

郑钦安

著作简介

郑钦安治学严谨，医技精湛，行医课徒之余，撰成《医理真传》《医法圆通》《伤寒恒论》三部著作，均流传于后世。《医理真传》四卷，刊行于 1869 年，论乾坤坎离、阴阳五行之理，主医易汇通，结合易理阐述医理，以阴阳坎离为纲，强调真阴真阳为性命之本，讨论阳虚证、阴虚证及杂病的辨治。《伤寒恒论》十卷，刊行于 1869 年，是编发明仲景之学，考释《伤寒论》，详释方义，细析脉理。《医法圆通》四卷，刊行于 1874 年，主要为讨论杂病之书，论杂病以阴阳为实据，辨明阴阳虚实及杂病处方圆机活法，并批驳时医弊端，示以用药法眼。以上三部著作发展了《伤寒论》经方的圆通运用，对明代温补派的温阳学说也是批判的继承和发挥。学者若要灵活掌握经方的运用，郑钦安这三部著作都是很好的参考。其中扶阳思想，是学者研究温阳学说的重要内容，有着较高的学术价值和临床实用价值。郑钦安三部著作皆流传至今，为后世学者所珍视。

一、《医理真传》

《医理真传》四卷，刊行于清同治八年（1869），为郑钦安中年时的作品。郑钦安指出医学一途，其难不在于用药、识证，而在于辨识阴阳；若阴阳辨识不明，用药即误。他自述在刘止唐门下学习《黄帝内经》《周易》《太极》，其后二十多年，方悟出人身阴阳合一之道与仲景立方垂法之美。后又阅清代名医陈修园医书，认为陈氏医书"酌古准今，论深注浅，颇得仲景之微"，但在辨识阴阳、灵活用药等方面，有略而未详之处。因此，郑钦安著《医理真传》一书传阴阳辨识之要，以明仲景之学，亦以补充陈修园未及之处。

《医理真传》全书共四卷。卷一又分为三大部分。第一部分，包括《乾坤大旨》《坎卦诗》《坎卦解》《离卦诗》《离卦解》《气血两字作一卦解》《君相二火解》《真龙约言》《五行总括图》《三焦部位说》《五运所化司天在泉图》《五行本体受病相传为病》《论气血盛衰》等篇。这一部分主要为基础理论，阐述了郑钦安对阴阳、五行、气血、三焦、运气的认识。尤其在对阴阳的认识上，是郑钦安所有学说的根基。他以易学乾坤坎离学说为理论依据，指出世界万物都禀天地之气而生，天地乾坤交合生震、坎、艮、巽、离、兑六子，其中坎、离二卦独得天地中正之气，人即禀这天地之正气（坎、离）而生，故坎离水火为人身立命之根基。坎卦中之一阳来源于乾父中正之阳，为人一身阳气的根本，即真阳（又名元阳、真气、元气、真火、命门火、龙雷火）。由此强调真阳的重要性，以及临证扶阳的必要性。第二部分，包括了《辨认一切阳虚证法》《辨认一切阴虚证法》《外感说》《内伤说》《望色歌》《闻声歌》《问症歌》《切脉歌》诸篇，主要为证候学、诊法部分。尤为重要的是《辨认一切阳虚证法》《辨认一切阴虚证法》两篇，辑录了郑钦安阴阳辨证心法的心得要法。第三部分，包括《伤寒六经提纲病情》《六经定法贯解》等篇章，提纲挈领地论述了伤寒六经的辨治方法。

卷二为"阳虚证问答"，为全书最有特色的部分。本部分列举阳虚证三十一条，大多为容易被误认为热证或阴虚证的疑难证候。如"病人两唇肿厚，色紫红，身大热，口渴喜热饮，午后畏寒，小便清长，大便溏泄，日二三次，脉无力者"一条，一般俗医若见唇肿色紫红，身大热，多可能误诊为胃中实火，但病人虽有唇肿发热，却喜热饮、午后畏寒、小便清长、大便溏泄，故非热证，唇肿发热当为真寒假热、虚阳浮越之候，故郑钦安主张以附子理中丸扶中宫之阳而收纳阳气。又如"病人口忽极臭，舌微黄而润滑，不思水饮，身重欲寐"一条，一般俗医见病人口臭症状，容易误作"火重"，而滥施苦寒清凉，然而此证又有舌苔微黄而润滑、不思水饮、身重欲寐，当为阳虚阴盛、真阳浮越于上之证，治法上宜收纳真阳，治以潜阳丹（西砂、附子、龟板、甘草）。又如"平人忽喉痛甚，上身大热，下身冰冷，人事昏沉者"一条，郑钦安亦指出此为阴气过盛，逼出一线元阳，元阳浮越而致，治亦宜潜阳丹回阳潜降。凡此种种，总以整体辨治，明辨真寒假热、阳虚阴盛、阴盛格阳、虚阳浮越之复杂病机。

卷三为"阴虚证问答"，包括二十九条"阴虚"证候（实际大多为实热证或热盛伤阴、津液亏损证）。郑钦安虽然重视阳虚的辨治，但也不忽略阴虚证、实热证的辨治，若确实为实热证候，苦寒之品也是大胆运用。如"大肠脱出数寸，肛门如火，气粗而喘，欲饮冷者"一条，即以大黄一两、黄连五钱，苦寒泻火。从《医理真传》四卷中卷二、卷三两卷主体部分亦可看得出郑钦安并不偏执阳虚证，有"阳虚证问答"，即有"阴虚证问答"，有补火消阴，亦同时有灭火救阴，有纳气回阳，亦同时有甘寒养阴。可见郑钦安之学说并非偏执于阳虚一端，学者讲《医理真传》不可只讲半本，研习钦安学说须谨守"阴阳"二字。

卷四为杂问、脉诊、证候学等内容。杂问主要包括血证、三消、癫痫、关格、怔忡、妇科、儿科、外科、眼科等临床证治心法。其中亦有不少宝贵的经验总结，如将吐血一证的病机概括为"吐血三要"，认为主要病机包括阳虚、阴虚、外邪阻滞。脉诊部分则对结合伤寒六经、对脉法提出了新的见解。证候部分主要录于《认病捷要总诀》一篇，对二十多种证候进行了讨论，大多将各证候分为阴阳两纲，内容简明扼要，而多可采之处。

二、《医法圆通》🕊

《医法圆通》四卷，刊行于清同治十三年（1874），是一部临证著作。郑钦安自述偶悟天地一阴阳之理，天地分之为亿万阴阳，合之仍为阴阳。

以此乃大悟六经还是一经，人身五脏五气还是一气，三焦还是一焦，六经、五脏、三焦不过是一气流行分布上下、左右、四旁而成。故临证之时，万病总是在阴阳之中。于是郑钦安乃著《医法圆通》，列临证杂病证治数十条，并探讨伤寒六经证治，以明阴阳圆通之理，谆谆嘱咐学者应知圆通变化。

全书共四卷。卷一列《用药弊端说》医论一篇，并列脏腑杂病、头目七窍病证二十余条。《用药弊端说》共千余字，批评当时俗医一些用药弊端及病家延医诊病的陋习。如医家不辨阴阳，不过徒记几个汤头药性，见头治头，见脚治脚，不辨医理。而病家不能信任真医，频繁更换医生，甚至一月延请六七位，小病治成大病；或好贵恶贱，喜好用高丽参、枸杞、龟、鹿、虎胶、阿胶、鹿茸等补品，而畏惧桂、麻、姜、附、细辛、大黄、芒硝、石膏等攻邪之品。针对这些现象，郑钦安指出医者应熟读《黄帝内经》《难经》《伤寒论》《金匮要略》《备急千金要方》《千金翼方》，以及刘完素、张子和、李东垣、朱丹溪等金元四大家前贤之书，并勤于思考，务求明辨阴阳，法活圆通。同时不要拘泥于经方、时方，认为四君子汤、六君子汤、四物汤、八珍汤、十全大补汤、归脾汤、补中益气汤、六味丸、九味羌活汤、阴八味（知柏地黄丸）、阳八味（桂附地黄丸）、左归、右归、参苏饮、五积散、平胃散、柴苓汤、逍遥散、败毒散等时方，若能随证加减，亦多能获效。但时方多利于轻浅之疾，若病情深重者则应运用仲景经方之法。对于病家，则应谨记：病之当服，附子、大黄、砒霜皆是至宝；病之不当服，参、芪、鹿茸、枸杞都是砒霜。病证部分，则重点探讨了心病不安、肺病咳嗽、肺痿肺痈、胃病不食、脾病呕吐泄泻、肝病痉挛、肾病腰痛、头痛、目病等几种证候，治疗上多主张温阳、回阳之法。

卷二则主要讨论部分内科病证及女科、儿科、外科病证。内科病证，主要包括大便不利、小便不利、淋证、膝肿痛、脚气、喘证、汗证、健忘、惊悸、不卧、痢证、呃逆、反胃、癫狂、胀满、中风、中痰、中食、赤白浊、血证、虚劳、厥证等。各病证多以阴阳为纲、脏腑为目，如大便不利一证，分阳虚、阴虚、阳明胃实、肺移燥热，阳虚治以扶阳，阴虚治以养血清热，阳明胃实治以急下存阴，肺移燥热治以清燥。女科方面，重点探讨了经水先期而至、经水后期而至、经来淋漓不断、经水来多而色紫成块、经水来少而色淡、经水将行而腹痛、经水行后而腹痛、妇人经闭不行、崩、带、求嗣、妊娠、妊娠产后诸疾等内容。调治月经方面多以温固元气、扶阳抑阴等法为主，指出要慎用寒凉。治崩则主张以大甘大温以挽救脱绝，如大剂回阳饮、甘草干姜汤之类，要慎用凉血止血之品。带证治疗则分为湿热下注与下元无火两大证型，湿热下注主以葛根芩连汤，或黄连泻心汤加茯苓、泽泻、滑石之类，下元无火则主以大补元阳、收纳肾气，方用潜阳丹加破故纸、益智仁，或回阳饮加茯苓、肉桂，或苓桂术甘汤加附片、砂仁之类。儿科方面，则有《小儿诸疾约言》一篇，强调小儿初生只要安静，审无胎中受寒，无胎中受热，切不可用药戕之，而伐生生之气，反对滥用苦寒以清胎毒的做法。该篇后半部分还讨论了痘证（天花）的治疗。外科部分，有《外科约言》一篇，集中论述了外科的圆通治法，强调外科诸证皆应以阴阳二字判之。

卷三包括主要探讨了对伤寒、温病的认识，辨认邪盛热炽血伤（阴虚）、阴盛阳衰阳脱（阳虚）的各证候，以及脉诊、舌诊、用药宜忌等内容。《伤寒溯源解》，提出学者应知六经变化，另太阳为三阴三阳之首，为坎中一阳，一阳真气从水中发动，自下而上、自内而外，六经循环，无时无刻不在运行之中。《辨温约言》，指出温病要分阴阳，果为阳虚则需用姜、附，不可畏惧。《辨温约言》，则列出辨别温病阴虚、阳虚的各种证候。如《邪盛热炽血伤》列出的主要证候有干呕不止、张目谵语、口渴饮冷不止、大汗如雨、舌苔干黄烦躁不宁、狂叫不避亲疏、二便不利、鼻如煤烟、肛门似烙、小便涓滴作痛、食入即吐、昏沉不省人事、日晡发热饮冷妄言鬼神、呃逆不止、鼻血如注、斑疹频发、干咳无痰吐涎胶粘、喉痛厥逆、脓血下行不止、皮毛干粗、筋挛拘急、阴囊如斗、周身红块、身冷如冰形如死人、头面肿痛等。"阴盛阳衰阳脱"则主要列出头痛如劈、目痛如裂、耳痒欲死、印堂如镜、唇赤如朱、两颧发赤、鼻涕如注、口张气出、眼胞下陷、白眼轮青、目肿如桃、目常直视、目光如华、面色光彩、面如枯骨、齿牙血出、牙肿如茄、耳肿不痛、喉痛饮滚、咳嗽不已、气喘唇青、心痛欲死、腹痛欲绝、肠鸣泻泄、大便下血、小便下血、精滴不已、午后面赤、身痒欲死、大汗如雨、大汗呃逆、身热无神、吐血身热、大吐身热、大泄身热、午后身热、皮毛出血、阴囊缩入、两脚大烧、两手肿热、两乳忽肿、疮口不敛、痘疮平塌、脱肛不收、小便不止、腹痛即泄、身疼无热、身热无疼、身冷内热、身热内冷、身重畏冷、身强不用、脚轻头重、脚麻身软、气喘脉劲、吐血脉大、虚劳脉劲等证候。其后还有脉诊、舌诊内容，并明确提出了"万病一气说"等。《用药须知》，则指出了外感风寒忌收纳、内伤虚损忌发散、阳虚吐血忌滋阴、阴虚吐血忌温补、阳虚一切病证忌滋阴、阴虚一切病证忌温补，及宜汗吐下法与不宜汗吐下等用药宜忌。

卷四则为医论部分，有论失血辨治法、益火之源以消阴翳辨解、壮水之主以制阳光辨解、阴盛扶阳、阳盛扶阴、邪正论、客问参芪归地辨论、分脾肾为先后二天解、六客辨解、胎前忌服药品、食气篇、一气分为六气、伤寒六经用药图解，以及麻黄汤、五苓散、葛根汤、白虎汤、大承气汤、小柴胡汤、理中汤、麻黄附子细辛汤、四逆汤、乌梅丸等六经主方圆通应用法。

三、《伤寒恒论》

《伤寒恒论》，十卷，为郑钦安注解伤寒之作，对《伤寒论》原文进行了逐条发明。卷一到卷三为太阳上、中、下三篇，卷四到卷六为阳明上、中、下三篇，卷七为少阳篇及伤寒合病、伤寒并病、伤寒坏病、伤寒痰病，卷八为太阴篇，卷九为少阴上、下两篇，卷十为厥阴上、中、下三篇及过经不解、差后劳复、差后食复、阴阳易病、太阳少阴总论、麻脚瘟说、辨认内外发热证至要约言、问答等内容。

注解《伤寒论》条文多有可采之处，并结合自身的临证实践与认识。如解"太阳之为病，脉浮，头项强痛而恶寒"条，首先指出太阳一经的生理特性，认为太阳本气主寒水，太阳统领周身皮肤、毛窍、营卫、百脉、经络，为一身之纲领。而毛窍为太阳寒水气化的出路，外邪侵犯人体，必由毛窍开始入内。并强调"出入"两字为邪正机关、万病绳墨，体现了郑钦安重视邪正出入、气机运动的学术思想。其后对脉浮、头项强痛、恶寒各症病机缘由进行解析：脉浮为邪气初入，头项强痛为邪气侵犯太阳地面经络，恶寒为太阳本气寒水受病。最后指出"恶寒"二字为太阳提纲、认证眼目，并认为只要见病人"头项、腰背强痛，恶寒发热"，不拘时令，即按太阳法治之。

注释之中又重视人体真阳，多表现出对人体阳气的重视以及对附子的赏用，尤其重视真阳的潜藏。如注"太阳病发汗，汗出不解，人仍发热，心下悸，头眩身瞤，振振欲擗地者，真武汤主之"一条，认为条文中的种种病形是因发汗过度而伤及肾阳。太阳的底面即是少阴，太阳发汗过度即伤及少阴。条文中的发热是阳气浮越于外，心下悸、头眩、身瞤是阳气外亡而群阴僭上，振振欲擗地是阳气不能潜藏。并由此指出人体先天之真阳，喜藏而不喜露，藏则命根永固，露则危亡立生。本条主以真武汤，即是重藏阳之意。又如注"太阳病，发汗，遂漏不止，其人恶风，小便难，四肢微急，难以屈伸者，桂枝加附子汤主之"条，也指出太阳地面为少阴，发汗至漏不止，伤及肾阳是显而易见的，此时应扶阳为是。原文用桂枝加附子汤，意在用附子，取内以固其根蒂，得桂枝，外以祛其未尽之邪。又如以注文指出病人苟现面白唇青，舌润不渴，小便清利，而脉现洪大、洪数、弦劲，系元阳外越之候。另解表也注意鼓舞人体正气、阳气，如注"太阳病，外证未解，脉浮弱者，当以汗解，宜桂枝汤"条，指出脉浮弱，其正必虚，认为可在桂枝汤中加饴糖，或加附子，辅助正气祛邪外出。

郑钦安在注解《伤寒论》条文时还敢于辨驳原文。如注"伤寒五六日，呕而发热者，柴胡汤证具，而以他药下之，柴胡证仍在者，复与柴胡汤，此虽已下之，不为逆，必兼之，却发热汗出而解。若心下满而鞕者，此为结胸也，大陷胸汤主之可也。但满而不痛，此为痞，柴胡汤不中与之，宜半夏泻心汤"条，指出原文以半夏泻心汤确乎有理，但方中若用黄芩、黄连似觉不当。又如注"伤寒服泻药，下利不止，心下痞鞕，服泻心汤已，后以他药下之，利不止，医以理中与之，利益甚。理中者，理中焦，此利在下焦，赤石脂禹余粮汤主之。复利不止者，当利其小便"条，指出条文诸症全是误下所致，理中是不易良法，理中内加桂、苓、砂、半是绝妙之法，原文所论之方皆在似是而非之例。

郑钦安

学术思想

一、学术渊源

（一）师承

郑钦安之学乃承其师刘止唐（刘沅）。《医理真传》《医法圆通》所论"人身性命立极""阴虚阳虚""先天后天""乾坤大旨""坎离水火立命"诸说，实皆源出于刘止唐理学，刘氏理学为郑钦安医学真传要旨、圆通心法之根基。刘止唐为清代理学大师，为理学槐轩学派的开创者，同时又兼通医学，郑钦安于刘氏门下，圆融刘门理学、医学，发明其说，继承刘止唐医统，为槐轩学派医学一门的发扬光大者。

刘止唐名沅，止唐乃字，一字讷如，号青阳居士，四川成都双流县人，生于清乾隆三十三年（1768），卒于清咸丰五年（1855）。刘止唐祖籍为湖北麻城，其先祖于明末入蜀避乱，先定居眉州，又隐于峨眉山，后再迁至温江，至清康熙朝时高祖刘坤一代又由温江定居双流云栖里，世以"耕读传家，习文习武"，到刘沅之父刘汝钦的时候，已是精研易学的大家，"洞澈性理"，后在嘉庆年间，刘沅奉母命迁成都淳化街。

刘沅祖父刘汉鼎好读《易》，曾著有《易蕴发明》一书。刘沅之父刘汝钦好读书，亦精于易学，洞彻性理，有著作《笔记》传世，曾在清代名将岳钟琪部专办粮草，随军四处征战。退役归家之后，注重对子刘澐、刘沅的教育。刘沅自幼体质屡弱，然聪慧过人，好学不倦。相传一目不下十行，且过目不忘，七岁即能成诵，邑人目为"神童"。八岁入私塾，十岁时到离家二十里远的板桥子文昌宫（今双流县黄甲乡境内），受业于贡生古鹤峰，达八年之久。文昌宫西墙官道旁曾有一通丈余高的石碑，上刻伍肇龄翰林楷书的"清儒林刘止唐先生兄弟读书处"。

乾隆五十年（1785），刘沅以冠军入为双流县庠生，乾隆五十四年（1789）选拔明经，乾隆五十七年（1792）由拔贡中试举人，时年25岁。但乾隆五十八年（1793）、六十年（1795）、嘉庆元年（1796），刘沅三次参加会试皆名落孙山。而刘沅之兄刘濖于嘉庆元年在北京考中三甲第六十六名进士，出任翰林院庶起士散馆，刘沅随之北上。兄弟二人途经湖北当阳，同游紫盖山（道教三十六洞天之一），遇奇人静一道人，相谈甚契。静一道人精通儒、释、道三教，学修并重，临别赠刘沅一部"纯阳子"注疏的《道德经》。刘沅"讶其与吾儒同"，发现道家修养理论与儒家道德似有相通之处。这次巧遇，是刘沅第一次有意识地将儒家理论与道家养生联系起来，初步窥探到两者之间千丝万缕的学术联系，为刘沅一生的学术奠定了重要的基调。

刘沅居京期间，家中迭遭不幸。先是刘濖之子病逝，接着是恶邻侵占他家祖茔，致使孀居的母亲忧愤成疾。刘沅闻讯，昼夜兼程，奔回故乡。他体质素弱，遂元气大伤，一病不起，多方延医服药，终无转机。嘉庆三年（1798），刘沅三十岁时，病体稍愈，一日在本地彭家场街上，遇到一位摆摊卖药、"形容殊异"的长髯老翁，意态如闲云野鹤，目光炯炯有神。刘沅"心爱敬之，求示延年之方"。老翁端详良久，予以培补气血、养心安神之方，并援引《抱朴子》语"若德行不修，而但务方术，皆不得长生也"，阐扬"仁者寿""大德必寿"之理，嘱咐刘沅存心养性。经老人调治，刘沅逐渐康复，旋即拜老人为师，自此在老人教导下服药养生，不两年病体即完全好转，且日趋强健。这位老人便是刘沅多次在《槐轩全书》中谈到的"野云老人"。刘沅后来回忆野云老人对他的教诲时说："人生天地气化之中，修短丰啬，前人谓为气数之命，无可如何，而不知圣人以守身存身之学，教人补造化之穷，不留缺憾，所以至诚尽性而尽人物之性，参赞化育。"并感叹说："回思平生辛苦备尝，几如再世，使不遇野云老人，早归大暮。"刘沅在青少年时期身体羸弱，几番临死，得野云老人之教后，竟在晚年连得八子，寿至八十八岁。刘沅终生恪守"守身存身"之义，他解释说："凡伤身致疾之事，自少弗为，不延年者寡矣。《周易·系辞》云：'龙蛇之蛰，以存身也。'"

刘沅三次会试不中，三十岁后绝意仕途，在家侍奉老母，潜心经史，讲学课徒，著书立说，惠及后人。嘉庆十八年（1813），刘沅从双流移居到成都南门淳化街（又名三巷子），自建一宅院，新立门户，因宅院中有株百年老槐树，浓荫掩映，雍穆恬静，刘沅遂名宅曰"槐轩"。此后四十二年，刘沅一直在此治学讲学，除讲经史之外，还教弟子静坐养性、养心存神，以强身健体。刘沅在槐轩设馆讲学四十年，门生弟子遍布西南各省，世称"槐轩学派"，又称"刘门"。刘沅也被誉为"塾师之雄"，当时学子均以"槐轩门人"自豪。《清史稿·刘沅传》说："著弟子籍者前数千人，成进士登贤书（即中举人）者百余人，明经贡士三百余人……贤名播于乡曲者指不胜曲。"以刘沅子孙为例，竟有八人中举和中翰林，时人誉为"八龙挺秀"。"槐轩"于是成了四川最盛名的大型书院式私塾，学生最多时竟达三百余人，学习期限最长的达十余年，弟子中即有后成为一代医宗的郑钦安。道光六年（1826），礼部下文，选授刘沅为湖北天门县知县。刘沅时已五十八岁，辞以丁艰守制。朝廷念其孝诚，改国子监典簿，然先生不久又乞假还家。

刘沅的学术思想重在阐明天道性命之理，贯穿其所著所有著作中，但是所著书籍主要是注解儒家十三经，俗称《十三经恒解》，似乎没有什么纲领内容可言，其实则不然。在刘沅四十岁的时候，其弟子等就从诸书中捡出关键内容，汇编成《槐轩要语》，其本人在晚年亲自加以订正，改名为《槐轩约言》，这是一部全面阐述刘沅思想的大纲著作，后来刘沅又相继著述《子问》《又问》《拾余四种》，都是其思想的纲领精华。刘沅"注经参以佛、老"，以儒家之说为准则，对佛、道之言不是一概排斥，凡与儒学相一致的地方则加以肯定，儒、释、道三教旨归于一炉。刘沅一生著述宏富，在文史哲和医学方面均取得令人瞩目的成就。其著作中有医书一部，书名《医理大概约说》，发挥《内经》《周易》《伤寒论》诸书精义，阐明人身阴阳合一之理及张仲景立法立方的要旨。

郑钦安自十六岁拜于刘沅止唐槐轩门下，从学八年，受到的影响是显而易见的。《医理真传》开篇《乾坤大旨》《坎卦解》《离卦解》等篇，为钦安医学的学术根基，而其根本是源出于刘沅槐轩理学的。中医史上，多有儒医引儒入医、引理入医、引易入医。如元代朱震亨及明代赵献可、张介宾等人，刘止唐、郑钦安师徒同样如此，也是引儒入医、引理入医、引易入医而卓有建树者。刘止唐先生《槐轩约言》中有《无极太极图解》《三元图解》《八卦图解》《性命图解》《五行图解》《四象图解》《乾坤坎离说》《先天后天说》等诸篇，其间多可窥见郑钦安医学学术源头的影子，因此研习郑钦安医学思想，不可不读刘止唐《槐轩约言》《医理大概约说》诸书，以追本溯源，方可明了郑钦安医学思想之源流始末。

（二）扶阳源流

郑钦安被称为"火神派"开山鼻祖，"火神"之名来源于民间的俗称，主要是针对以郑钦安为首的这一学术流派擅用姜、桂、附等辛温药物的特点而言。当代有学者对此持不同意见，认为"火神派"的称谓容易误导后人，造成后人错误地理解为郑钦安之学只有辛温法，以偏概全，不能全面认识郑钦安之学术，故认为以"扶阳学派"命名之较为合理。因此郑钦安又被认为是"扶阳学派"的重要代表医家。

扶阳，顾名思义，即指一切扶助阳气的治法，包括直接扶阳法与间接扶阳法。直接扶阳法，包括如温阳、回阳、潜阳、救阳等，主要指直接温补扶助阳气、恢复阳气正常功能的各种治法。间接扶阳法，包括如散寒、除湿、利水、消饮等，主要指祛除水、寒、湿、饮等能损伤阳气的阴邪的各种治法。扶阳法体现了重视人体阳气的医学思想。中医扶阳思想起源很早，早在先秦时期便已萌芽，至《内经》《伤寒杂病论》已发展到了相当成熟的理论高度，其后历代医家均有研究发展，在明代还形成了著名的温补学派，故郑钦安温扶阳气的思想是学有所承的。本节就扶阳思想源流讨论如下，以明郑钦安扶阳渊薮。

1. 上古时期

中国是有古人类活动较早的地区。原始社会的人类，对自然界的依赖性很大，当时的生产活动只能是四处寻找搜集现成的食物，过着狩猎与采集的生活。早期的原始人茹毛饮血，居处山洞，生活条件十分恶劣，在还没有学会使用火的时候，更以生饮生肉野果为食，这样很容易感染寒湿。人类为了保护自己免遭风雨和野兽的侵袭，只能栖身山洞或者构木为巢。在严冬季节，人们能躲避寒冷的方法也只有依靠太阳和一些原始的草制或皮制的衣具。原始人观察到太阳能带来光明和温暖，祛除严寒，自然万物有了阳光的照射才有了生命，因此，原始人对太阳的崇拜是不言而喻的。人们对太阳的崇拜实际是对光明和温暖的崇拜，渴望改善寒冷侵袭的原始环境。

到了四五十万年前的北京猿人时期，才学会了用火。人工用火的出现，极大地改变了原始人类的生活环境，饮食从生食到熟食转变，居处生火，亦可躲避严寒，防御了寒湿对人体健康的侵犯。尤其是人类由生食转变为熟食，大大缩短了人体消化食物的过程，减少了肠胃病。如《韩非子·五蠹》记载："上古之世……民食果蓏蚌蛤腥臊恶臭，而伤害腹胃，民多疾病。"有了火，就可"炮生为熟，令人无腹疾"。因此，上古居民也十分崇拜火，如传说中发明钻木取火的燧人氏便被人们尊为上古圣人之一。

　　不管是对太阳的崇拜、制作衣物、居住山洞或建造房屋，还是学会用火，都是原始人在与恶劣的自然环境做抗争中总结出来的生活经验。其中最重要的是与寒冷做抗争。因此，早在原始社会时期，寒冷就被当作为黑暗、疾病的象征，原始人大多数疾病的病因都与外界的寒冷以及食物的生冷分不开。故寒湿致病因素，很早便受到了重视。原始人知道用火之后，发现一些疾病可以通过对身体某一部位进行固定的温热刺激进行治疗，如早期接受日光的照射，后来逐渐出现了采取火灸的办法。《素问·异法方宜论》云："故灸焫者，亦从北方来。"这说明灸焫之产生与人们处在寒冷环境中的生活状况有着密切关系。原始人在烘火取暖的过程中，发现身体某些病痛能得到一些减轻或者缓解，逐渐地又用兽皮或树皮包上烧热的石块或砂土，贴附在身体的某一部位，用作局部取暖，且能保持较长时间的热感，其解除某些病痛的作用也就更大，如对受凉引起的腹痛及寒湿造成的关节痛等，这就形成了原始的热熨法。后经过不断改进，而形成了灸法。

　　综上而言，上古时期由于生活居处环境的恶劣，生冷、寒湿侵袭往往是主要的致病原因，为了保护身体不受寒湿的侵害，原始人类在长期的生活当中，学会了用火，甚至到后来形成灸法，这都是在与恶劣的自然环境做斗争中产生的，其目的在于保护机体的阳气，免除寒湿等病邪的侵犯。这也是原始医疗中最早的扶阳思想，对后来医学的发展影响巨大。

2. 夏商周时期

　　夏商周时期，随着社会经济的发展，医药知识不断地积累和提高。据各种史书所载，尧舜禹时期，洪水流溢中国，水灾为患，尧舜禹三代都为治理水患付出过巨大的努力，因此留下了大禹治水的故事。进入夏商周，洪水也是常见的灾害，商朝就因水灾等原因多次迁都。地处西南的古蜀国也因水患多次迁徙，杜宇、开明等几代古蜀帝王也致力于治水，以致后来都江堰的修建，都与水患有关。其余长江中下游地区、淮河流域的水患在夏商周时期也更为多见。因此古人一谈到巨大的灾难和危害，首先想到的便是"洪水猛兽"。水患成灾，寒湿性疾病、脾胃疾病自然多见。

先秦时代，一些药剂上，也能体现温补阳气的思想。如酒，至迟在夏代业已发明，除日常饮用外，常被用作祛寒、温通经络之剂。如商代伊尹所言，"杨朴之姜，招摇之桂"。调味之品多为辛香之品，如姜、桂既是调味品，也是辛温发散的药物，多可祛除寒邪、湿邪，温通肢体、经络、脏腑，对于寒湿类疾病、肠胃疾病有良好的治疗作用。因此，伊尹所创制的汤液中，辛温之品应该占有不小的比例。

除伊尹外，先秦还有一些名医擅长温扶阳气之法，如扁鹊。据《史记》记载，扁鹊过虢国，遇虢国太子尸厥假死，扁鹊指派弟子子阳研磨针石，用针刺取体表三阳五会穴以回阳救逆。过了不久，太子苏醒，扁鹊又让弟子子豹为太子行让温暖之气入五分的药熨，并用"八减之剂"混合煎煮，以之交替熨贴自由胁下，太子即能起身。再予调和阴阳，服药二十天而愈。扁鹊还曾说："疾之居腠理也，汤熨之所及也；在血脉，针石之所及也；其在肠胃，酒醪之所及也……"可见，扁鹊非常善于用于药熨、酒醪、针刺回阳救逆等扶阳之法。

夏商周时期，人们的宗教思想和自然观也发生了很大的变化。早先对自然和祖先的崇拜，已为宇宙间一个至高无上的神"天"所取代。"天"是世间万物的主宰，帝王则"受命于天"统治人间。人们对"天"十分崇拜，这在中国传统文化元典《周易》中便有明显的体现。

《易经》经文由卦爻象的符号系统和卦辞的文字系统共同构成，符号体系最基本的组成单位是爻，分为阴爻与阳爻。爻的图像是仿效天下万物运动变化而产生的。爻由组成卦，分为乾、兑、离、震、巽、坎、艮、坤八卦以及由八卦两两相配组成的六十四卦。六十四卦以乾卦为首，体现了古人对天的崇拜。乾卦为六个阳爻组成，象征天为至高至阳的，并用龙来比喻阳气。《易》曰："大哉乾元，万物资始，乃统天，云行雨施，品物流形，大明终始，六位时成，时乘六龙以御天。乾道变化，各正性命，保合太和，乃利贞。"又说："天行健，君子以自强不息。潜龙勿用，阳在下也……"孔子解释说："潜龙勿用，阳气潜藏……乾元者，始而亨者也。"《周易·系辞传》又说："天尊地卑，乾坤定矣；卑高以陈，贵贱位矣；动静有常，刚柔断矣；方以类聚，物以群分，吉凶生矣；在天成象，在地成形，变化见矣。是故刚柔相摩，八卦相荡。鼓之以雷霆，润之以风雨，日月运行，一寒一暑。乾道成男，坤道成女。乾知大始，坤作成物。"天为至高至阳，因此可见古人对天的崇拜。这一思想直接影响到了后世扶阳理论的发展，至清郑钦安，认为人体真阳根源于天，受天之中正之气而生，乾卦是世界万物阳气之源。

《周易》对阳气的重视多有体现。阳性主动，象征生机活力，万物的生长变化都是阳气生生不息的结果。《周易·系辞传》说："日新之谓盛德，生生之谓易，成象之谓乾，效法之谓坤……"又说："是故阖户谓之坤，辟户谓之乾，一阖一辟谓之变，往来不穷谓之通。"又说："天地之大德曰生。"可见，《周易》是重视万事万物生生不息、生长变化的阳性变动的，乃是一种恒动观的思想。六十四卦又有十二消息卦，表示阴气渐消之卦，称为消卦，如姤、遯、否、观、剥、坤等卦；表示阳气渐盛之卦，称为息卦，如复、临、泰、大壮、夬、乾等卦，以说明阴阳的升降往复，其中复卦一阳生于下，象征一阳来复，《易·复卦》说："七日来复，天行也。"由此可见，《周易》对阳性的生长运动是十分重视的，阳气代表了生机，阳气运动是天行其道，这对后世重阳思想有很深远的影响。

除外，先秦诸子著作中重阳思想也多有可见。如《管子·四时》中以春、夏为育、长，秋、冬为收、藏，阳为德，阴为刑，德始于春、长于夏，刑始于秋、流于冬。

3. 秦汉时期

秦汉时期，是中医学的理论与临床日趋成熟的时期。这一时期，既有《黄帝内经》《神农本草经》《伤寒杂病论》《难经》等经典著作，又有公乘阳庆、仓公（淳于意）、涪翁、程高、郭玉、张仲景、华佗等诸多名家。另一方面，儒家、道家、阴阳家等哲学对中医学的影响日益突出，如西汉董仲舒儒学的兴起，曾对中医理论的发展有一定影响。

董仲舒儒学主要包括天人合一、尊君、尊天法天等几个内容，在记载董仲舒儒学思想的著作《春秋繁露》中多有体现。而"天人合一""尊君思想"之根本又来源于"尊天思想"，即对天的崇拜。中国古代对"天"的崇拜，起源很早，早在儒学经典《周易》中便已十分明显，而到了董仲舒时代，"尊天"思想愈演愈烈，"天"成为万物发生的起源，自然万物、社会人事无不是"天"所发生的结果。

在"尊天"思想的指导下，董仲舒儒学表现出了"重阳"倾向的特点，他认为天为阳、天尊地卑、阳尊阴卑、阳主阴从。《春秋繁露·阳尊阴卑》云："阳常居于实位而行于盛，阴常居于空位而行于末。"董仲舒"重阳"思想根源于《周易》，虽然目的只是为了确立社会生活中君臣父子之间的尊卑伦常关系，但由于这一思潮对社会造成了巨大的影响，从而辐射到医学领域中。

中医理论的奠基之作《黄帝内经》中，也有"重阳"理论的体现。《内经》中绝大部分篇章都运用了阴阳学说。例如，《素问·生气通天论》言"夫自古通天者，生之本，本于阴阳"，而且全篇都在反复强调阳气的重要性。《素问·阴阳应象大论》云："阴阳者，天地之道也，万物之纲纪，变化之父母，生杀之本始，神明之府也，治病必求于本。"《素问·四气调神大论》云："故四时阴阳者，万物之终始也，死生之本也。"阴阳是天地之道，阴阳是从自然界中抽象出来的规律，以对立统一或相反相成的属性存在于一切事物之中，生命的根本在于阴阳二气的协调统一。而对于阴阳二者，《黄帝内经》部分篇章对"阳"的一方尤为强调，如《素问·生气通天论》《素问·阴阳应象大论》等篇。

《素问·生气通天论》指出："阳气者，若天与日，失其所则折寿而不彰。故天运当以日光明。是故阳因而上，卫外者也。"此言阳气在人体中的作用如同太阳在天体中的作用那样，不可或缺。天体中必赖太阳有规律地运行不息，才能光明爽朗、万物生化。人体中也有赖于阳气运行畅通，才能保持健康长寿。无论形体的强健、精神的聪慧，都以阳气充沛、不失其常为前提。《素问·生气通天论》还对阳气受伤为病的因素进行了阐述，指出外邪对阳气的损伤，以及阳气不足容易招致外邪为病。同时也重视阳气过亢为病的情况。其云："阳气者，烦劳则张，精绝，辟积于夏，使人煎厥。目盲不可以视，耳闭不可以听，溃溃乎若坏都，汩汩乎不可止。阳气者，大怒则形气绝，而血菀于上，使人薄厥。"人动则阳气相对亢盛，但若过于"烦劳"，则使阳气过亢，阳亢伤阴，久而不解则阴精衰竭，再逢夏季盛阳之气，使阴阳脱离而为"煎厥"。其病危笃，以致目盲、耳闭、汗出不止，病呈水堤溃坝不可遏止之势。

张仲景《伤寒杂病论》，则从临床角度强调了阳气的重要性，同时奠定了"扶阳法"的治法方药基础。张仲景生活在东汉末年，其时战火纷飞，疾病流行。据《伤寒杂病论·序》所言，张仲景的家族原有两百多人，自汉献帝建安元年以来，不到十年的时间，就有三分之二因染疾病去世，其中死于伤寒病的占到十分之七。张仲景因此勤求古训、博采众方，参阅《素问》《九卷》《八十一难》《阴阳大论》《胎胪药录》等古医籍，结合自己长期积累的临证经验，撰著了《伤寒杂病论》这一不朽名著。《伤寒杂病论》由于战乱，原著不久即散失，经后人整理为《伤寒论》与《金匮要略》两部。《伤寒论》《金匮要略》不仅确立了辨证论治的原则，还成为后世"扶阳"理论的重要源头，许多张仲景方都为郑钦安等扶阳医家所习用，被后世尊为"经方"，甚或"圣方"。

现流传的《伤寒论》按辨太阳病脉证、辨阳明病脉证、辨少阳病脉证、辨太阴病脉证、辨少阴病脉证、辨厥阴病脉证等编次，全书三百九十七条、一百一十三方，以三阴三阳六经辨证统摄，辛温药物在全书运用相当广泛。

太阳病部分，以桂枝汤、麻黄汤为首，又有各种误治、兼证的治疗，其中充分体现了对人体阳气的重视。如太阳病发汗太过、致阳虚汗漏并表证不解，其人恶风、小便难、四肢微急、难以屈伸，以桂枝加附子汤扶阳解表。太阳病误下，致表证不解兼损胸阳，胸满、微寒，以桂枝去芍药加附子汤解肌祛风、温经复阳。若阳虚兼水气证，则以茯苓桂枝甘草大枣汤、茯苓桂枝白术甘草汤等温阳化气行水。若脾气虚寒则以小建中汤、桂枝人参汤等建中、温中。若肾阳虚、水气上泛，则以干姜附子汤、茯苓四逆汤、真武汤等附子剂温阳、回阳、扶阳。若太阳蓄水则以五苓散化气行水等。

阳明病部分，虽以白虎汤、承气汤类为主，但亦有阳明中寒，中焦阳虚，浊阴上逆，食谷欲呕，以吴茱萸汤温中和胃、降逆止呕。

少阳病部分，小柴胡汤为其主方。小柴胡汤乃为和解少阳立法，能疏解少阳郁滞之邪，方中柴胡、黄芩一升一降，柴胡轻清，黄芩苦降；半夏降中又能辛散，生姜辛散中又能降；而人参、大枣、炙甘草能扶脾胃之气，转运中焦之枢机，亦体现了《伤寒论》重视中气的学术思想。若少阳病兼水饮内结，则以柴胡桂枝干姜汤方和解少阳、温化水饮。

太阴病部分，其治疗原则为"当温之"，多为太阴脾虚寒证，或因中阳不足、寒邪外犯、内伤生冷，或因太阳病误下、阳明病清下太过、邪陷中焦所致。故太阴病多用温扶中阳之法，以四逆汤、理中汤之类治之。

少阴病部分，有少阴热化证、少阴寒化证之别。少阴寒化证为伤寒六经病变发展过程中的危重阶段，此时多正气虚衰、阳气不足、脾肾阳虚，故其提纲证为"脉微细，但欲寐"，一派阳气衰微之象。治疗方面，少阴病脉沉者，则以四逆汤"急温之"，回阳救逆；阴盛格阳者，则以通脉四逆汤破阴回阳；阴盛戴阳下利者，则以白通汤通阳回阳；阴盛格阳者，则以白通加猪胆汁汤方破阴回阳、引阳入阴；少阴病阳虚水泛者，则以真武汤温肾利水；少阴病阳虚寒湿者，则以附子汤散寒除湿温经；少阴病吐利、手足逆冷、烦躁欲死者，则以吴茱萸汤治之。少阴病下利、便脓血、脾肾不固者，则以桃花汤温阳固涩；少阴病兼表，反发热、脉沉者，则以麻黄细辛附子汤温经解表，轻者以麻黄附子甘草汤；少阴病客寒咽痛则以半夏散及汤方散寒通阳、涤痰开结。厥阴病部分，包含有寒热错杂、上寒下热、阴阳逆乱等证情，主治方药乌梅丸、干姜黄芩黄连汤、麻黄升麻汤寒热并用，组方亦能体现温阳理路，四逆汤、当归四逆汤、当归四逆加吴茱萸生姜汤、吴茱萸汤则直接体现了扶阳大法。

除《伤寒论》外，《金匮要略》中对扶阳法的运用也多有体现，各篇中对温阳、通阳、回阳、散寒、祛阴等扶阳法的运用亦十分广泛。仲景对扶阳法的灵活运用成为历代医家扶阳理路的圭臬，对千余年后的郑钦安影响也颇大。故郑钦安《医理真传》《医法圆通》两著扶阳多用仲景经方或参合仲景法度配伍的自拟方，故仲景《伤寒杂病论》实开扶阳一脉方药之滥觞，后世扶阳一脉的理法方药多从《伤寒杂病论》中扶阳诸方、诸条发挥而来。

4. 晋唐宋金元时期

晋唐两宋时期，为中医学发展与成熟的阶段。晋唐时期，方书辈出，多承两汉方书之余脉，各代医家均收录了不少经验方、效方，编撰了不少方书名著。这些方书前承两汉，后启宋元，其间亦有不少扶阳思想的体现。如孙真人《备急千金要方》与《千金翼方》两书，对扶阳理路的发挥较为充分，书中对乌头类药物附子、天雄、乌头等在温阳治法中的运用十分广泛。《备急千金要方》与《千金翼方》，还继承发扬了张仲景《伤寒杂病论》中的不少经典方剂，加减化裁至为纯熟。其中《千金翼方》收录了张仲景《伤寒论》，为后世仲景经方的运用示以典范。除方书之外，注释《黄帝内经素问》的唐代医家启玄子王冰对扶阳法也颇有贡献，如其所言"益火之源以消阴翳""壮水之主以制阳光"两大治则，为后世扶阳医家所宗，郑钦安即在其著作中重点讨论过王冰此论。

这一时期，还出现了一部托名华佗所著的《中藏经》，学者多认为该书成书于唐宋时期。该书也有较为明显的温阳倾向，强调人体阳气的重要性。如《中藏经·阴阳大要调神论第二》说："天者，阳之宗；地者，阴之属。阳者，生之本；阴者，死之基。天地之间，阴阳辅佐者，人也。得其阳者生，得其阴者死。"该书还有一定道教色彩，重视人体阳气，如书中说："阳中之阳为高真，阴中之阴为幽鬼。故钟于阳者长，钟于阴者短。"又说："阴常宜损，阳常宜盈，居之中者，阴阳匀停。是以阳中之阳，天仙赐号；阴中之阴，下鬼持名。顺阴者，多消灭；顺阳者，多长生。"明显受到道教长生学说的影响。道教高真说："炼尽阴气方为仙。"这些认识在《中藏经》中已有体现，对后世中医学带来了较为深远的影响。

宋代还有名医窦材。窦材系南宋时期，河朔真定人，于南宋绍兴十六年（1146）撰成医著《扁鹊心书》。从今《扁鹊心书》传本来看，窦材也有很明显的重阳倾向。该书卷上第二篇即为《须识扶阳》，开宗明义阐明了扶阳的重要性。该篇引用道教理论阐述说："道家以消尽阴翳，炼就纯阳，方得转凡成圣，霞举飞升。古云：'阳精若壮千年寿，阴气如强必毙伤。'又云：'阴气未消终是死，阳精若在必长生。'故为医者，要知保扶阳气为本。人至晚年阳气衰，故手足不暖，下元虚惫，动作艰难。盖人有一息气在则不死，气者阳所生也，故阳气尽必死。人于无病时，常灸关元、气海、命关、中脘，更服保元丹、保命延寿丹，虽未得长生，亦可保百余年寿矣。"

该书还重视人体真元阳气，重视艾灸、丹药、附子等温补治法方药。《住世之法》篇说："夫人之真元乃一身之主宰，真气壮则人强，真气虚则人病，真气脱则人死。保命之法：灼艾第一，丹药第二，附子第三。"临证各证证治上均强调人体真阳元气的重要性，常用姜附剂扶阳。选方用药也多用温补，该书附方大多以扶阳为法，多用附子，可以说是宋代的"附子派"。其余干姜、肉桂、川乌、硫黄等大辛大热药的运用也极为广泛。

稍早于窦材，还有宋代蜀地名医石藏用。据当时记载，石藏用擅用温热药，时俗谚戏云："藏用担头三斗火。"是赞其擅用扶阳。石藏用与窦材应是史籍或文献记载中最早具有"火神"鲜明风格的医家。石藏用为四川医家，而窦材善用川附子，当为四川以郑钦安为首的"火神派"之滥觞。

金元时期，名医辈出，著名的金元四大家对扶阳法的运用也多有发挥。金元四大家第一家刘完素，虽然世称其为"寒凉派"魁首，但是实际上，刘完素亦长于温补。刘完素《宣明论方》《素问病机气宜保命集》中亦有不少温扶阳气之方，如《宣明论方》内固丹（肉苁蓉、茴香、破故纸、葫芦巴、巴戟天、黑附子、川楝子、胡桃仁）、水中金丹（阳起石、木香、乳香、青盐、炒茴香、骨碎补、杜仲、生姜汁、白龙骨、大豆、黄犬肾、酒、白茯苓），又如《素问病机气宜保命集》浆水散（半夏、炮附子、干姜、良姜、肉桂、炙甘草、浆水）等。另两家张子和虽有"攻邪"之号，朱丹溪虽有"滋阴"之称，但两家实际亦不废温补。

金元四家之中最为重视阳气的则当属李杲（李东垣）。李东垣为易水学派开山祖师张元素弟子，临证以重视脾胃、重视元气为特点。李东垣重视人体元气，并重视脾胃对元气的滋养作用，认为脾胃的盛衰决定了元气的盛衰，脾胃内伤，元气虚损，则百病由生。李东垣《脾胃论》中说："或下泄而久不能升，是有秋冬而无冬夏，乃生长之用陷于殒杀之气，而百病皆起。"故以补中益气汤等方来升举中阳，温补脾胃升清之阳气。李东垣也研究火热证，但是常以升阳散火、补中益气等法来治疗内生火热。他指出了"阴火"的概念，认为脾胃内伤，阳气不升、气郁伏留可以化火；脾胃气虚，失于健运，水谷不化精气，酿生湿浊，郁结可生内热；脾胃气虚，水谷精气不化，津液不足，水不制火，可化为火；情志内伤、心君不宁亦可化火。但这些内伤火热证皆为"阴火"，皆因脾胃内伤、脾不升清所致，故治疗上须得强调升阳、升清、补中之法。是为扶助中阳之理路，对后世脾胃学说影响深远，明代温补诸家多强调脾肾阳气，其学术多发端于易水李东垣。

易水学派另一代表医家元代名医王好古，在李东垣"脾胃学说"的基础上倡导"阴证"的研究，上承易水宗师张元素，而下启明代温补学派，乃扶阳学术发展史上一承前启后的医家。王好古曾同李东垣学医于张元素，以年幼于李东垣二十岁，张元素去世后，王好古又师事于李东垣，尽得东垣秘传。王好古撰著有《阴证略例》一书，书中对阴证的病因病机及诊治进行了详细探讨。王好古认为仲景《伤寒论》法既可以之治外感，又可以之治内伤，既可以之治伤寒，又可以之治杂病。但是一般《伤寒论》研究医家，都详于三阳证，而略于三阴证，故王好古对《伤寒论》温阳扶阳诸方证进行了深入研究。对于阴证病因病机，王好古指出阴证所成乃因人本气虚，感寒饮冷而成，并列举仲景当归四逆汤、通脉四逆汤、理中丸等汤证阐明其病机。对于阴证的诊断，王好古全面介绍了"阴证"的常见症状，鉴别了阳证发热与阴证发热、阳证口渴与阴证口渴、阳证烦躁与阴证烦躁、阳证咳逆与阴证咳逆、阳证便秘与阴证便秘、阳证下血与阴证下血、阳证小便不利与阴证小便不利、阳证小便色赤与阴证小便色赤、阳证手足自汗与阴证手足自汗、阳证全身有汗与阴证全身有汗、阳证谵言妄语与阴证谵言妄语、阳证厥证与阴证厥证的诸多区别。

郑钦安《医理真传》《医法圆通》中亦详细阐述了阴证、阳证的鉴别，上溯可追至王好古的《阴证略例》。在阴证的治疗方面，王好古重视扶阳温中，主张温补脾肾，喜用附子、干姜等扶阳诸品，其所载医案八例，其中五例为干姜、附子并用，一例为四君子汤加干姜。其《阴证略例》所收录的医方，如附子散（附子、桂心、当归、半夏、干姜、白术、生姜）、白术散（川乌、桔梗、附子、白术、细辛、干姜）、肉桂散（肉桂、赤芍药、陈皮、前胡、附子、当归、白术、吴茱萸、木香、厚朴、高良姜、人参、大枣）、霹雳散（附子、真腊茶）、正阳散（附子、皂荚、干姜、甘草、炙麝香）等，都是以附子为主药的扶阳方剂。有的还是同硫黄并用的扶阳峻剂，如返阴丹（硫黄、太阴元精石、硝石、附子、炮干姜、桂心）、回阳丹（硫黄、木香、荜澄茄、附子、干姜、干蝎、吴茱萸）、火焰散（硫黄、附子、新腊茶）等，则为脾肾双补之剂。《阴证略例》载方五十八首，其中温中散寒与破阴回阳的方剂有四十六首，近八成为扶阳之方。且多数方剂中，常常并用数味温热药物，尤以附子、干姜同用者多，还有附子与硫黄、川乌与干姜、附子与桂心、硫黄与干姜等配伍法，体现了王好古对扶阳法的重视。

除医家之外，正如上文所述，道教对中医扶阳学派的发展也有一定的影响。晋唐宋金元时期是道教勃兴的时期，这个时候道派林立，如上清派、灵宝派、楼观派、重玄派、全真派（金丹派北宗）、金丹派南宗都在这一时期产生发展。道教以长生不死、得道升仙为其目标，而长生不死的前提必然是身体的健康，因此道教非常重视医学、养生等相关生命科学，故有"十道九医"之说，决定了道教必将影响中医的发展。

晋代到南北朝、到隋唐五代、到宋金元，道教在修炼方法上经历了一个从外丹服食发展到内丹修炼的发展过程，但不论是外丹还是内丹，对人体阳气的重视基本贯穿始终。从宗教的角度上来讲，道教认为阴代表了死亡，而阳代表了生存。如把死后的世界称为阴间，把生前的世界称为阳世，死而复生叫做"还阳"，死后的灵魂叫做"阴魂"，得道飞升叫做"阳神"等。在道教看来，阳气就代表了生机活力，代表了生命，人体生机活力的根本被称为元阳、真阳、真火。有一分阳气则生，"阳"是长生不死的象征。这样便注定了道教对"阳"的喜好。一些著名道士便以"阳"为号，如吕岩（吕洞宾）号纯阳子，金丹南宗祖师张伯端号紫阳，全真教祖师王喆号重阳子等。

晋唐宋金元时期，道教盛极一时，特别是唐代统治者、北宋统治者崇奉道教，扩大了道教的影响力。道教宗教意义上面所说的"阴阳"虽然与中医学所说的"阴阳"不尽相同，但是由于道教在生命科学上的巨大影响力，道教这种重阳思想对中医学是具有强大渗透力的，自晋唐以后，不少重阳医家在谈到阳气的重要性时，多会引道教之说为据。明清扶阳医家包括郑钦安在内，都深受道教重阳思想的影响，因为在这一点看来，重视阳气就是重视生命，"阳"是生命存在的基本条件，是生命的代表符号。

5. 明清时期

明清时期，重视扶阳法的医家大量涌现，明代即出现了"温补学派"。针对当时某些医家滥用寒凉的弊端，一些医家于临证倡导维护阳气、纠正时弊、力主扶阳治法、重视脾肾调补。这一时期，倡导扶阳学说的代表医家主要有薛己、孙一奎、赵献可、张介宾、李中梓等人。

薛己，字新甫，号立斋，明代中期医家，著作颇为丰厚，后人辑为《薛氏医案》。明代前中期医界承袭元代河间、丹溪学派遗风，滋阴降火，不善学者遂成弊端，有的医者动辄滥用知母、黄柏之品克伐生气、损伤阳气。对此，薛己指出："世以脾虚误为肾虚，辄用黄柏、知母之类，反伤胃中生气，害人多矣。"遂援引经旨，倡导甘温以生发脾胃之阳气，重视脾肾、命火元阳，治疗用药以温补著称。在脾胃论治方面，深受李东垣《脾胃论》的影响，善用温补，力避苦寒之法，重视脾胃阳气之升发。薛己根据临床实践，归纳了对脾胃病治疗的四证四方，即若饮食不适用枳术丸，脾胃虚弱者用四君子汤，脾胃虚寒者用四君子汤加炮姜，命门火衰、火不暖土者用八味丸。其中，对脾胃虚弱而致的寒中证做了颇多阐发，指出："脾病也当益火，则土自实而脾安矣。"对火衰土弱之虚寒证，不仅强调生发脾胃之阳，还进而指出了补火生土，强调了肾命对脾胃的温煦作用。内伤杂病方面，薛己认为以虚证多见，其关键是足三阴（肝、脾、肾）虚，为明以后诸家对杂病治虚多用温补之法，初步奠定了理论基础。

孙一奎，字文垣，号东宿，别号生生子，明代嘉靖、万年年间名医，为明代名医大家汪机再传弟子，著有《赤水玄珠》《医旨绪余》等。孙一奎在学术上，重视命门动气，认为命门为两肾之间的动气，属于坎中之阳。以两肾间的命门元气为人身之太极，指出命门乃两肾中动气，乃造化之枢机、阴阳之根蒂，即先天之太极，五行由此而生，脏腑以继而成。命门有如坎卦，是坎中之阳，是生命的本始，为人体生命生生不息之根。三焦相火源出命门元气，主持一身之气。故在治疗上，应保护命门生生之气与三焦相火，不可滥用寒凉克伐生气。三焦之中，孙一奎尤其重视下焦虚寒，如论气虚中满一证，认为乃因下焦元气虚寒，不能转运，清气不升，浊气不降所致。创制壮元汤（人参、白术、茯苓、破故纸、桂心、大附子、干姜、砂仁、陈皮）一方以温补下元，使阳气上腾，浊阴自降，谷食化，小便利而肿胀可消。对于脾虚所致"三焦湿胀"，则治以通气生姜丸（人参、茯苓、神曲、炒麦芽、官桂、归尾、陈皮、半夏、生姜、厚朴）。"中气虚，心中痞"又用补中益气汤治疗。皆为温补方药。另外，孙一奎在"纳气归元"的治法研究上也颇有建树，指出肾虚气不归元，须审识真阴、真阳的虚实，用药当有气血之分，气虚用补骨脂、杜仲、菟丝子之类，如安肾丸，血虚用山药、山茱萸、熟地之类，如六味地黄丸之类。孙一奎对纳气归元法的见解和认识，对后世有较深远的影响，后至郑钦安，臻至大成，成为扶阳法则中重要治法。

赵献可，字养葵，号医巫闾子。明代万历、崇祯年间医家，著有《医贯》《邯郸遗稿》等书。赵献可在学术在以重视命门水火为特点。赵献可认为命门属火，其位在两肾中，所谓"命门无形之火，在两肾之中"，为两肾间动气。他把命门之火的气化比喻为"走马灯"，火旺则动速，火微则动缓，火熄则寂然不动。由此可见赵献可对命门火的重视。命门火为一身阳气之根，故赵献可善于温补命火，善用八味丸等方温阳，并创制了十补丸（五味子、附子、山药、山萸、丹皮、桂心、茯苓、泽泻、鹿茸）等扶阳之方。

张介宾，字会卿，号景岳，又号通一子，明代嘉靖、崇祯年间名医，明代温补学派著名代表人物。撰有《类经》《类经图翼》《类经附翼》《景岳全书》《质疑录》等著。张介宾在学术思想上重视扶阳，提出了著名的"阳非有余论"。金代名医刘完素创立火热论，重视火热病机，元朱震亨又提出了"阴常不足，阳常有余"的观点，并以大补阴丸、四物汤加知母、黄柏等滋阴降火之法治疗多种疾病，自此之后，到明代前中期，习用寒凉之风气盛行。张介宾对此提出了"阳非有余"的著名观点，阐发人体阳气的重要作用。

张介宾从形气之辨，寒热之辨和水火之辨三个方面，以自然界的现象，阐明阳气的重要，认为人身之阳气应时时虑其不足，不能任意损害。人体生命的存在，主要是阳气的表现，而生命的终止，阳气先脱先绝，有阳则生，无阳则死，阳气应时时虑其不足而应加以养护，不能任意攻伐。自然界有寒与热之不同，寒主杀而热主生，阳热有利于生命活动的存在，而阴寒对生命活动是不利的。热惟畏其不足，而不必过于耗伤。寒能杀物，惟畏其过盛，因此用药不宜过于寒凉。而就水火性质而言，水虽能滋养万物，然水的生成，依赖天一之阳，水之可以长养万物，亦依赖水中之阳。无阳之水，不仅不能长养万物，相反还会冻杀万物。所以虽然水有滋养万物的作用，实际是阳气的作用，即水中之火的作用。因此，阳气要时时虑其不足，加以保护，不可乱加克伐。张介宾说："天之大宝，只此一丸红日，人之大宝，只此一息真阳，孰谓阳常有余，而欲以苦寒之物，伐此真气，欲保生者，可如是乎？"可见阳气在人体的重要作用。因此，张介宾十分反对滥用寒凉之品及滋阴降火法，认为寒凉之品克伐人体阳气，治疗虚损，应以温补为主。

遣方用药方面，张介宾创了不少温阳名方，如右归丸、右归饮等。基于阴阳一体，阴阳互根的原理，张介宾在阴阳虚损证的治疗上提出了"善补阳者，必于阴中求阳，则阳得阴助而生化无穷"的扶阳治则。张介宾先生一些温阳思想对后来的郑钦安是有深刻影响的，尤其是在对真阳的重视方面以及医易汇通方面，还有引火归元、纳气归肾一些治法。但是，景岳的一些温阳用药思路并未完全为郑钦安所接受，如人参、熟地等这样一些常为景岳以"阴中求阳"为目的配伍到扶阳方剂中的药物，郑钦安却指出皆为阴柔之品，回阳救逆用之并不适宜。

李中梓，字士材，号念莪，明末著名医家。李中梓学术上重视扶阳，为温补学派大家。李中梓指出阴阳水火是万物之本，在人身之中即是气血，即气血是人身之本；水火宜交不宜分，应注重水火的互济，只有水火的升降出入，相互既济，运动不已，才能推动万物的生长与发育；在阴阳水火中，虽然阴根于阳、阳根于阴，然而阴阳二者，阳更为重要，气血阴阳不足时，补气补阳应当放在首要地位，故李中梓提出了"气血俱要，而补气在补血之先；阴阳并需，而养阳在滋阴之上"的观点。李中梓的重阳思想，与张介宾之说颇为一致，不过，张介宾重阳气主张温补肾命，而李中梓则强调补气补阳药的运用。脏腑之中，李中梓尤其重视脾肾两脏，认为二者为先后天之本，又认为精血之源在肾，而阳气之源在脾，故李中梓温阳以脾胃为核心而兼及温肾。李中梓认为脾胃者具坤顺之德，有乾健之运，故坤德或渐，补土以平其卑监，乾健稍弛，益火以助其转运。指脾胃是人身阴精阳气之根本，补法可补其不足，但益火可助脾之健运，即补肾有助于健脾。

从以上明代温补学派数家学术来看，郑钦安与明代温补学派诸家用药都偏于温热，都反对滥用寒凉，二者立论都十分重视"坎中之阳"，以易释医。故从表面看，郑钦安学术与温补学派似乎极其类似。但实际上，郑钦安对温补学派有继承，更有发展，与明代温补学派诸家有着较大的区别。

首先，郑钦安用药虽偏温热，但又反对温补滋腻，他认为明代温补学派崇用的甘温益气之人参亦是养阴滋腻之品，更毋论张介宾所常用的熟地。郑钦安在《医理真传》中说："查人参，性甘微寒，主补五脏，五脏为阴，是补阴之品，非回阳之品也。"故郑钦安消阴回阳法多不用人参，单重用姜、附。明代温补学派则尚用温补滋养，如薛己、赵献可等人擅用地黄丸，张景岳则擅用熟地、人参、龟胶、鹿胶。郑钦安用药则多温燥，反对滋腻，全不同于温补学派的温养填补，在这点上与明代温补学派有很大的区别。

其次，相对而言，明代温补医家则多用时方，甚至是大量的自拟方，如张景岳"新方八阵"。而郑钦安崇尚伤寒之学，倡导六经辨证，用方上多尊《伤寒论》经方，少用时方，用方全为伤寒风骨。再次，郑钦安的一大特色是善用姜附，尤其是附子的用量极大，时人誉其为"郑火神"，在这一点上，明代温补学派医家都很难达到郑钦安使用附子的用量。

再有，明代温补学派在辨证论治方面，立足于先后天，或侧重于脾，或侧重于肾，善用甘温之味，且倡言一命门中含先天水火，流出元阴元阳，为全身阴阳之根。而郑钦安虽亦以水火坎离立论，但重视的是心肾水火相交，以水火立命，认为坎水在人为肾，离火在人为心，心肾相交为人身立命之根，论水火以心肾二脏为主。

因此，从上可知，郑钦安对明代温补学派扶阳思想有所继承，但同时又重视伤寒、重用附子，形成了自身鲜明的风格。

明清时期，除温补学派以外，清代中期还有名医陈修园（陈念祖）也对郑钦安扶阳思想产生过很大影响。陈念祖，字修园，又字良友，号慎修，福建长乐人，清乾隆、嘉庆年间名医，著有医书十多种。郑钦安在《医理真传》序中说："近阅闽省陈修园先生医书一十三种，酌古准今，论深注浅，颇得仲景之微，亦且明透。其中分阴分阳之实据，用药活泼之机关，间有略而未详者。余不揣鄙陋，以管窥之见，谨将乾坤化育，人身性命立极，与夫气机盈缩，内因外因，阳虚阴虚，病情实据，用方用法，活泼圆通之妙，详言数十条，以明仲景立法垂方之苦心，亦足以补修园先生之未逮。"可见陈修园对郑钦安影响之深，从某种程度上说，《医理真传》是补充陈修园医书之不足而成。陈修园对郑钦安影响最大的在于伤寒六经的研究方面。陈修园对伤寒三阴三阳六经病证辨治进行了系统的总结，将三阳病分为经证、腑证进行辨治，将三阴病分为寒化（从阴化）、热化（从阳化）进行辨治。其次又分虚实、传经、并病、变证等别。如太阳病分为经、脏、变三证。经证以头痛项强、发热、恶寒为主要症状，脉缓、自汗、恶风为虚邪，宜桂枝汤；脉浮紧、无汗恶寒为实邪，宜麻黄汤。腑证有蓄水、蓄血两证，蓄水证以五苓散，蓄血证以桃仁承气汤。变证有从阴从阳之不同，阳虚从阴化者以四逆汤、桂枝加附子汤等，阴伤从阳化者以白虎加人参汤、承气汤类等。少阳病也分经、腑两证，太阴病、少阴病、厥阴病则皆有寒化、热化之别。陈修园在六经研究上分经审证对郑钦安是有巨大影响的，郑钦安伤寒六经气化学说、六经解便是从陈修园伤寒六经思想的基础之上发展而来的。

（三）理学源流

郑钦安出身理学门户，青年时拜于理学大师刘止唐门下，故有深厚的理学功底。刘止唐为郑钦安指示《周易》《太极》之理，这对郑钦安在医学方面的学术成长带来了巨大的影响。《医理真传》《医法圆通》《伤寒恒论》中，多以太极、八卦、理气、性命之说来阐述医理，前承朱丹溪、张景岳等儒医之学，后启扶阳理气之论。本节就郑钦安学术的理学源流讨论如下。

1. 太极

太极为中国传统哲学中重要的术语名词，象法天地之先，最早见于《周易》。《周易·系辞传》云："易有太极，是生两仪，两仪生四象，四象生八卦。"易有简易、变易、不易三大含义，象征天地万物生化不易之规律，悉备天地人三才之道。易有太极，故太极为天地万物生成之始，阴阳、四象、八卦皆萌芽于太极，太极是宇宙生成演化的一大规律。汉儒郑玄作《周易注》，指出太极为"极中之道，淳和未分之气。"东汉许慎《说文解字》释"一"时说："惟初太极，道立于一，造分天地，化成万物。"北宋理学大师周敦颐的《太极图说》不过短短两百余字，却直指万物本源。其开篇云："无极而太极，太极动而生阳，动极而静，静而生阴，静极复动，一动一静，互为其根。"而朱熹发挥《太极图说》，辩驳说太极就是理，无极是无形之义，无极而太极就是无形而有理。朱子云："太极云者，合天地万物之理而一名之耳。以其无器与形，而天地万物之理，无不在是，故曰：无极而太极；以其具天地万物之理，而无器与形，故曰：太极本无极。"

郑钦安之师刘止唐，继承了周敦颐、朱熹的观点，但进行了别样的发挥，试图调和太极、无极两者的含义。刘止唐认为太极是"以其至无而实至有"，无极是"以其至有而实至无"。太极是天地万物实有的源头，实质是从无到有；无极看似为宇宙间纷繁无尽的事物，实际是从有到无。这样一来，二者有两者之名，实际为一，皆是"一而已"，为"一"的有无两化，关于二者间的纷争在此迎然而解。刘止唐还认为阴阳五行皆胎始于太极，浑然在中，不可截然分解。阴阳五气三元，二而一，一而二，本于太极，浑然不可分。而太极运行则为气，凝聚则为精（实际便是周敦颐所说的一动一静，动而生阳，静而生阴），而主宰这运行凝聚（动静）的便是神，故精气神三元皆由太极动静而化生，皆本于太极。文中还说："人之精气神，道流谓之水火土。"实际指出了与精气神关系最为密切的三个脏腑，即水脏（肾）、火脏（心）、土脏（脾）。肾藏精，心主神明，脾生化气血，故心脾肾三脏与人体精气神关系最为密切，三脏足则精气神充盛，三脏虚则精气神衰减。

郑钦安青年时便从刘止唐学，在医学范畴内，也明显受了刘止唐"太极说"的影响。郑钦安在《医理真传》自序中说他学医于刘止唐夫子，刘止唐为其指示《黄帝内经》《周易》《太极》。后郑钦安沉潜于中，二十余载，始知人身阴阳合一之道。由此，郑钦安在《医法圆通》中明确提出了"万病一气说"，指出"二气浑为一气""三焦还是一气""五气还是一气""六经还是一气""万病还是一气"。而一气流布、进退、盈缩，便为人体阴阳、三焦、五脏、六经、四肢百骸、五官九窍。郑钦安所说的这一气，实质便是指浑然不可分解的、阴阳之先的太极，故万病皆生于太极一气阴阳动静之中。追本溯源，郑钦安学说的根源还在于此。

2. 八卦

关于八卦图象，古代流传有伏羲先天八卦图，属于先天易的范畴；有文王后天八卦图，属于后天易的范畴。先天八卦讲对待，将天、地、风、雷、山、泽、水、火八类物象分为四组，以说明其阴阳对待关系。如乾坤相对，为天地定位；震巽相对，为雷风相薄；艮兑相对，为山泽通气；坎离相对，为水火不相射。而后天八卦讲流行，表示四时之气的推移流布，从万物出乎震开始，经巽、离、坤、兑、乾、坎，而终于艮，象征万物生、长、化、收、藏的气化规律。先天八卦为阴阳之体，后天八卦为阴阳之用。

郑钦安之师刘止唐认为，先天后天体用已相互包含。如先天八卦，乾坤定位为天南地北，坎离相对犹如日东月西、往来运行（水火即是日月），日月已具备了天地运行之机，其余山泽风雷四卦为鼓动气机运行，因此先天八卦暗含气化流行，是静中有动。而后天八卦火旺于南，水旺于北，木旺于东，金旺于西，金木为水火气化之体，流行中有其本体，是动中有静。总而言之，先天八卦虽为阴阳之体，但天地之体以日月运行为用；后天八卦虽为阴阳之用，但水火之用以金木为体。刘止唐将先天、后天有机地联系了起来，实质是对阴阳互根、互用、互藏的运用。

郑钦安在乃师刘止唐的影响下，对八卦在中医学中的运用也做了精辟的发挥。《医理真传》开篇即是《乾坤大旨》《坎卦诗》《坎卦解》《离卦诗》《离卦解》诸篇，运用周易八卦的原理对中医阴阳理论进行了解析。如开篇《乾坤大旨》，以乾卦为纯阳、老父、老阳、老子，以坤卦为纯阴、老母、老阴。震为长男，坎为中男，艮为少男，巽为长女，离为中女，兑为少女。坎（中男）、离（中女）独得乾坤天地之正，人禀天地之正气而生，故坎离为人生立命之根。其后《坎卦诗》云："天施地孕水才通，一气含三造化工，万物根基从此立，生生化化沐时候中。"《离卦诗》云："地产天成号火王，阴阳互合隐维皇，神明出入真无定，个里机关只伏藏。"《坎卦解》《离卦解》则用坎离二卦卦理阐述了人体真阴、肾阳的重要性。因此，郑钦安在理学方面继承了乃师刘止唐的学术思想，并将其引入到了医学的范畴中来，对中医学术的发展必将产生积极而深远的影响。

3. 性命

性命为儒学的重要哲学概念。《易传》云："穷理尽性以至于命。"此处性指个人情志、个性，人心的本性，命指天命。宋元时期，理学兴起，将性命作为研究的重要内容，天道性命的探讨成为理学研究自然与人类社会规则的核心，性成了天地自然界的规律，而命则是这一规律赋予自然万物人类的生命。

郑钦安之师刘止唐为一代理学宗师，创槐轩学派，对性命多有探讨，所著的《性命微言》《槐轩约言》中有深刻精辟的论述。指出性命是天地所赋予人类的，先天的身心即为性命，先天之性即心，先天之命即身，而后天之身藏性，后天的之心却非先天之性。那么人要完善自身的人格，就要返还先天，摒弃后天之心的错误认知，恢复先天之性。刘止唐认为"乾坤者，天地之性情也"。天地阴阳动静，乾健坤顺，动静开阖，而生化万物。而坎、离、震、巽、艮、兑等所谓乾坤六子就是天地性命所交，乾坤为先天，而坎离为后天。先天是心性的开始，后天是心情之苗，先天乾坤生出坎离水火，水火在人身则寄于心肾，心肾即是坎离之真位，水火之虚位，并非指那个有形质的心肾。人要达于至善，须合乎天之仁德，也就是天地赋予人的性情，以天地之心为吾心，以万物之名为吾命。体天地之德，而归于天地之性。

郑钦安之医学思想，受到刘止唐"性命学说"的巨大影响。郑钦安第一部著作《医理真传》，开篇便以刘止唐"性命学说"为其医学理论基础。郑钦安认为乾、坤、坎、离四卦为世界之源，而乾、坤两卦又为坎、离之源。乾、坤是自然万物生成之根本。乾坤交媾，化生震、坎、艮、巽、离、兑六子。"六子"之中，坎、离两卦为中男、中女，独得乾坤性情之正，故为人身阴阳之根本。人禀天地之正气而生，坎离为人生立命之根。人体阴阳的根本真阴、真阳源出坎离水火两卦，从坎离两卦水火相交中出，真阴、真阳实质就源自于乾坤的性命，为天地之正气，由此可见人体真阴、真阳的重要性。

郑钦安源出刘止唐理学门户，曾在槐轩门下学习《周易》《太极》之理。槐轩理学在郑钦安医学思想中打下了深深的烙印，要全面准确掌握郑钦安的学说，应从理学对中医学历代的影响开始，研究郑钦安理论的理学内涵。

（四）蜀医源流

著名学者南怀瑾先生，在《小言＜黄帝内经＞与生命科学》等著作中，曾说过四川一带的中医，风格与其他地方不一样，"他们的理论不同，诊断也不同"，并且说蜀中一带有不少"火神爷"。所谓"火神爷"，也就是擅长运用附子等辛温药的中医。南怀瑾先生此言，确实有一定客观依据。巴蜀一带自数千年来，中医药学术体系独树一帜，为祖国医学贡献了丰富的营养，因此也产生出如郑钦安等这些风格鲜明、理论独特的医家。如在清代叶天士之后，温病学的影响波及全国，轻灵之风盛行大江南北，虽然对四川也有所影响，但蜀地医家仍多以伤寒为尊，理法亦多崇温热。相对清代至民国全国温病学盛行的局面来说，不啻为一个异数。乃至于郑钦安、卢铸之、吴佩衡、祝味菊等扶阳诸贤出，辛温扶阳之风自蜀地大兴，自四川渐至上海、江南、滇南诸省。姜、桂、附的广泛应用，足使同行咋舌。那么蜀医的独特性表现在哪些方面呢？或者说蜀医何以能在中医学术发展史中独树一帜？笔者认为主要有如下几个方面：

第一，巴蜀历史使然。蜀地一带在秦代以前长期与中原隔绝，正如李白所说："蚕丛及鱼凫，开国何茫然。尔来四万八千岁，不与秦塞通人烟。"蜀国历史久远，但秦代以前长期与中原文明不相类，虽然古蜀国历史目前缺少文字记载，但从四川广汉三星堆、成都金沙遗址出土的文物来看，古蜀的文明绝对不在中原文明之下。秦代以前数千年，传说中的蚕丛氏、彭祖及巫咸、巫彭等巫医皆或多或少与医学有关。秦以后，蜀地被纳入中原文明，但地理环境的相对独立性、封闭性，造成了蜀地医学与中原医学相比，始终有自身独特的风格。如前文所说的温病学说，在清一代虽然大行于世，但在蜀地的影响却始终不如在他省的影响，可以说蜀地一直都还是仲景伤寒学说的天下。这可能与蜀地的历史文化有关。

第二，地理环境使然。巴蜀一带位于祖国西南的四川盆地，四周有秦岭、大巴山、巫山、云贵高原、大凉山、川西高原等崇山峻岭环绕，而盆地内却是物华天宝、土地肥美，自古以来号称天府之国。蜀地多产药材，四川为全国第一药材资源大省，如附子、乌头、天雄、川芎、干姜、半夏、羌活、独活、白芷、姜黄、花椒、大黄、黄连、厚朴、木香、川牛膝、川贝母、川木通、仙茅、续断、天麻等道地药材堪称上品，尤其以附片、乌头、川芎、花椒等辛温药著称。盖四川盆地内多雨潮湿，又位于青藏高原边缘地带，岷江之水乃雪水所化，寒湿较甚，故此地植物多有耐寒、耐湿之性，气味多辛香、芬烈、雄厚，这样也就形成了蜀地医家善于运用辛温化湿药物的风格，数千年来积累了丰富的经验，也就为郑钦安等蜀地名医善用姜、桂、附等辛温药物奠定了基础。

第三，蜀地为道家、道教的发源地。上古之时，有天真皇人在峨眉山隐居，轩辕黄帝曾至峨眉问道于天真皇人。至商周时期，四川彭山相传为彭祖故里，彭祖为道家著名人物及养生家。两汉时，名医涪翁隐居涪水，颇有道家之风，后又传程高、郭玉。东汉末年，张陵五斗米道兴起于巴蜀鹤鸣山、青城山一带，成为道教发源之地。此后，蜀地有范长生、道医李八百、王玄览、杜光庭、陈抟、李西月等著名道士，张伯端、张三丰等著名道士也曾入蜀修炼，巴蜀实为全国道教重镇。所谓十道九医，道家、道教的理论以及一些修炼方术历来对中医影响很深，历代蜀医多受道家影响。如晋代蜀医李常在、李八百，宋代皇甫坦，明代飞霞道人韩懋等。另真人孙思邈也多次到四川峨眉山隐居炼丹，著名道士杜光庭也精通脉学。因此，蜀地医学多有道家色彩。

第四，易学在蜀。蜀地又为易学中心，汉代"文翁化蜀"后，巴蜀重视文教，即有严遵（严君平）、扬雄等人在蜀地讲授研习易学。严遵为扬雄之师，曾令扬雄到齐鲁访学，扬雄后成为一代易学大师，撰有《太玄经》等易学名著，此后，蜀地便成为继齐鲁之后的全国又一个儒学中心。南北朝时，四川成都又有易学大师卫元嵩出，著《元包经》传世。唐代，四川资州有李鼎祚著《周易集解》。宋代，陈抟作太极图象，传说为丹家传于西蜀隐者手中，朱熹命弟子蔡季通（蔡元定）入蜀，于峨眉山附近小县，得太极图于盐首酱翁之手，遂有今日太极图传世。除外，宋代巴蜀一代风流苏轼亦对易学深有研究，著有《东坡易传》九卷。明代，四川梁平又出易学大师来知德，著《来氏周易集注》《来氏周易图解》，对后世影响深远。乃至清代郑钦安之师刘止唐先生学究天人，家学渊源而精于易学，著作宏富，其易学思想对郑钦安学术有极大影响。易学领域，巴蜀代有其人，名贤辈出，故自古即有"易学在蜀"之说。所谓"医易同源"，易学数千年来深刻地影响了中医的发展，中医阴阳五行等基础理论便直接源于易学的丰硕成果。蜀地易学之兴也影响到了蜀地医学，历代蜀医多将易学引入医学，促进中医理论的发展，如清末郑钦安、唐宗海诸家，皆是精医而通易者，故能医易汇通，促成郑钦安、唐宗海等蜀医学术之盛。

郑钦安为蜀医中杰出人物，其学术的发展多受前代蜀医以及乃师刘止唐易学的影响。故研究郑钦安学术思想，是有必要对历代蜀医源流进行探讨的，这样才能深入理解郑钦安学说的学术内涵。

1. 先秦两汉魏晋南北朝时期的蜀医

巴蜀医学，最早可以追溯到上古时期，《山海经》中即有巴蜀医药的记载。而蜀医事迹有明确文献记载的，则见于《华阳国志》《后汉书》中所记述的涪翁、程高、郭玉师徒及李助等人。涪翁是西汉末年隐居于四川绵州涪水一带的一位名医，擅长脉诊、针刺之术，著有《针经》《诊脉法》两部医书。程高为涪翁弟子，郭玉则为程高弟子。《后汉书·方术列传》中郭玉有传，该篇说郭玉为四川广汉郡人，当时有老父隐居于涪水，常在涪水垂钓，故号涪翁。涪翁乞食人间，见有疾者，时下针石，辄应时而效。弟子程高寻求积年，涪翁乃授程高医学，后程高又传郭玉。郭玉擅长脉诊、针灸，在汉和帝朝官至汉太医丞、校尉。李助也为汉代名医，《华阳国志》及注说李助多方，以药立称，著有《经方颂说》，与郭玉齐名。

两晋时期，蜀医则有道医李常在及李八百。据《神仙传》记载："李常在者，蜀郡人也。少治道术，百姓累世奉事……常如五十许人。"又说李常在治病，病重者三日而愈，病情轻微者一日而愈。《神仙传》说李常在"计其年已四五百岁而不老"，并谓其尸解成仙，"世世见之如故"，说明李常在也善于养生之术。晋代蜀中又有道医李八百，一说姓李名阿。又有史载李八百姓李名脱者，如《晋书·周札传》说："时有道士李脱者，妖术惑众，自言八百岁，故号李八百。自中州至建邺，以鬼道疗病，又署人官位，时人多信事之。"可见李八百是一名能用道术治病的道士。后世传有《李八百方》一卷。

2. 唐宋时期的蜀医

唐宋时期，蜀地出了不少蜀医。一些名医也曾到蜀地隐居、访学或游历。如真人孙思邈曾几次入蜀，《备急千金要方》几处都谈到他曾到四川成都、中江等地，又曾到峨眉山隐居炼丹。

唐末五代又有兼善脉学的著名道士杜光庭入蜀。杜光庭（850—933），字圣宾，号东瀛子，处州缙云（今属浙江）人。早年习儒，后入天台山，师事道教上清派茅山宗道士应夷节，成为司马承祯茅山宗南岳天台一脉第五代传人。唐末随僖宗入蜀，五代时事前蜀国王王建、王衍，被封为传真天师、崇真馆大学士，赐号广成先生。历代高道多通医理，杜光庭亦兼擅医术，在其传世之著中，有一部十分重要的中医脉学著作《广成先生玉函经》（又名《玉函经》）。该书三卷，以论脉理为主要内容，编为"生死歌诀"上、中、下三篇，重点阐述了脉证关系及脉象的生理、病理情况。《广成先生玉函经》对后世脉学的发展影响极大，明代李时珍《濒湖脉学》、李中梓《诊家正眼》、清初李延昰《脉诀汇辨》等脉学名著都曾引用该书内容。

唐宋时期还出现了几位在专科上颇有成就的蜀医。如妇产科方面，唐末成都人昝殷著有《产宝》三卷，为我国现存最早的妇产科专著，昝殷还著有《食医心鉴》，为食疗学专著；北宋眉州青神人杨子建则著有产科专著《十产论》，并曾注解《难经》。本草方面，唐元和时，有蜀州江源人梅彪撰有《石药尔雅》，探讨了金石类药物；五代又有四川梓州人李珣撰著《海药本草》，集外来药物之大成；五代十国后蜀国王孟昶下令韩保升等人修订唐《新修本草》而撰成的《蜀本草》；北宋蜀中名医阆中人陈承撰著有《重广补注神农本草并图经》；北宋成都华阳医家唐慎微则撰著《证类本草》，后来成为《本草纲目》蓝本，在本草史上占有重要的学术地位。另外，北宋四川三台人杨天惠（字伯文）专门对附子进行了研究，著有《彰明附子记》。杨天惠于北宋元丰年间考中进士，元符二年曾任彰明县令，彰明即今天的四川江油市，为附子主产地。《彰明附子记》就是杨天惠任彰明县令时，深入实际调查附子之作。《彰明附子记》一卷，详细记载了附子的产地、种植面积、产量、种植方法、植物形态、药材鉴别特征等内容。由于《彰明附子记》对附子生产的各方面知识记载甚为详细具体，故明代李时珍评论《彰明附子记》说："读之可不辨而明。"

除外，唐宋时期，蜀中还有几位名医见于史载。如石藏用、陈承、史载之、皇甫坦等。其中石藏用与陈承并称，一热一寒，为时人瞩目。石藏用，字用之，曾挟医技游于京师，声名甚著。石藏用治病喜用热药，堪称最早有明确记载、风格鲜明突出的"火神医家"。他认为："今人禀赋怯薄，故按古方用药多不能愈病。非独人也，金石草木之药亦堪比古方弱，非倍用之不能取效。"有名晁之道者，甚服石藏用之论，常服丹药，至晚年乃病，盛冬伏于石上为寒气凌侮而殁。由此可见石藏用之论亦有偏执之弊。与石藏用同时，曾撰著《重广补注神农本草并图经》的阆中人陈承则喜用凉药，与石藏用形成对照，当时俗谚云："藏用担头三斗火，陈承箧中一盘冰。"

史堪，字载之，北宋眉州（今四川眉山）人，生于北宋元丰年间，为政和年间进士，官至郡守。史载之亦是北宋著名医家，其治病用药，不求其异，炮炙制剂，自依法度，审证精切，不过三四服自愈。若逾时不效，必重新审订处方，绝不拘泥于一法以误人命。据史籍载，北宋蔡京患大肠秘，因其不宜服用大黄等攻下药，故医不能通。时史载之尚不知名，多次拜谒均被蔡京婉言谢绝，久之乃得见。史载之诊其脉后，仅用紫菀一味研末，蔡京服之须臾即通。蔡京甚为惊讶，询其愈病之理，史载之云："大肠，肺之传送。今之秘，无他，以肺气浊耳。紫菀清肺气，此所以通也"，由是医名大噪。史载之著有《史载之方》两卷，书中方药喜用麻黄、羌活、三棱、莪术等辛温发汗、活血逐瘀药物和狗脊、巴戟天、桑寄生、萆薢等强筋健骨、祛风除湿类药物。诚如清末周学海评注《史载之方》所言，这是因为史载之为蜀人，而蜀地多湿，易痹阻筋骨，导致血滞、血痹之故。这与郑钦安等扶阳医家辛温扶阳的特点何其相似！

皇甫坦，字履道，北宋晚期四川夹江人。皇甫坦精于医术，行医民间。宋代道教盛行，皇甫坦十分信奉道教，并善于将道教理论用于治病养生之中。南宋时，宋高宗赵构的母亲显仁皇后患目疾，国医束手无策，临安太守张称向高宗推荐皇甫坦，皇甫坦应召入宫为太后治病，立获奇效。高宗曾问皇甫坦："何以治身？"皇甫坦对曰："心无为则身安，人主无为则天下治。"高宗深为叹服，御书"清静"二字以名其庵，又召画师绘其像陈列宫中，以赞誉皇甫坦的艺术和道德。高宗、孝宗也都尊称皇甫坦为皇甫先生，而不直呼其名，可见南宋两朝对皇甫坦的敬重。

3. 元明清时期的蜀医

元明清时期的蜀地，亦是名医辈出，有名者如韩懋、齐秉慧、郑钦安、唐宗海等。

韩懋，字天爵，号飞霞道人，又曾自改姓名为白自虚，故世人又称之为"白飞霞"，明代中期四川泸州人，生卒年无可考，仅知其享年九十四岁。韩懋乃将门之子，幼而慧敏，能诗善文，少年时代曾习儒攻文，因屡试不中，乃弃儒学而就医道。先曾师从于其表舅，继而挟技出游天下，足迹遍于黄河上下、大江南北，其后，又先后师从于峨眉山隐士陈斗南、金华名医王山人、武夷仙翁黄鹤老人等民医，得其口授秘传，故其医术愈精，活人无数，因之获得"名满天下"的赞誉。

韩懋不仅临床经验丰富，而且颇具巧思，治愈不少疑难怪症。如其曾治疗一夏秋咳嗽头痛者，诸医皆不识其故，韩懋认为此乃暑湿内蕴、酿痰上壅，加之外感风寒袭于肺卫，以致肺气不宣、清肃之令不行而成，以天水散加生姜、葱白治之，覆杯而愈，众人俱惊为神奇。明正德年间，韩懋游至京师，明武宗闻及，召见之，赐号"抱一守正真人"，并诏筑"白云观"使之居。韩懋生平著有《韩氏医通》《方外奇方》《杨梅疮论治方》。其中《杨梅疮论治方》我国最早的研究梅毒治疗的专著。

韩懋在学术上崇尚温阳，重视脾肾，提出了"一气流行学说"。韩懋认为人身乃是一气贯通，他说："土为冲气，脾胃为谷气。冲气寄旺，谷气辅运，无一刻之停，此所谓真息也，而以踞焉。"又说："热生风，寒生湿，风生火，湿生痰，火生暑，痰生燥，乃人身中之五运六气，一息不停者……人之禀赋，三天两地，一气流行而已。"《韩氏医通·脉诀章》说："切脉至右尺部，必两手并诊消息之。取三焦应脉，浮为上焦，与心肺脉合；中为中焦，与脾胃合；沉为下焦，与肝肾合。不合，则气必乱而脉不真，须再切也。盖此部命门之火，系于心包，而三焦之位，实在五脏部位之中虚处，一气流行，绵绵不息，所谓呼吸之根，性命之蒂也。"可知韩懋认为人身"一气"为"呼吸之根，性命之蒂"，一身气机之根蒂，而此一气萌生于"命门"，流行于全身。

在临证治疗上，韩懋善于用药"流动"诸气，他说："予尝避诸香药之热，而用檀香佐附，流动诸气，极妙！"在火证的治疗上，也善于回溯本源，从一气流行来消除"火邪"——"五脏皆有火，平则治，病则乱。方书有君火、相火、邪火、龙火之论，其实一气而已。"韩懋的"一气流行学说"与郑钦安的"万病一气学说"有较为明显的学术渊源关系，二者在临床上的运用如出一辙，而郑钦安在前人"一气流行学说"的基础上，将"万病一气学说"发挥得更加淋漓尽致而已。

在方药运用上，蜀医韩懋亦擅长运用附子等辛温类药物，他盛赞附子回阳之功说："黑附子回阳，霸功赫奕。"《韩氏医通》记载韩懋曾治一妇人，该患者因惊忧过甚而昏昏不省人事，口唇舌皆生疮，或至封喉，下部虚脱，白带如注。如此四十多天，有时或稍苏醒，而至欲自缢，悲伤不能自止。其他医者以患者唇色生疮等症，遂投寒凉之剂解其上焦之热，但用药后下部虚脱之证则加重。又改投温热之剂及以汤药熏蒸其下，则热晕欲绝。韩懋脉诊后，始知为亡阳证。即以盐煮大附子九钱为君，制以薄荷、防风，佐以姜、桂、芎、归之属，水煎，入井，冰冷与之服药（反佐之意）。患者未尽剂，则鼾鼻熟睡通宵，醒来后即能识人。韩懋说此证"方书有之，假对假、真对真尔，上乃假热，故以假冷之药从之；下乃真冷，故以直热之药反之。斯上下和而病解矣。"

除外，韩懋还善用半夏、白芥子、鹿角等辛温、化痰、温阳诸品，曾创制三子养亲汤等著名方剂。可见韩懋也是一位善用温热的蜀医，与后来的清代名医郑钦安亦有一定的学术渊源关系。

清代蜀中名医齐秉慧也是一位善用温热的医家。齐秉慧，字有堂，叙州（今四川省宜宾市）人，生于清乾隆二十九年（1764），卒年不详（据《齐氏家传》记事，道光二十二年春，齐秉慧尚游泸州，时年七十八岁）。齐秉慧幼年业儒，性嗜勤学，十三岁即经史烂熟于胸。无奈体弱多病，又逢家遭变故，为谋生计，十六岁即舌耕糊口，迁居四川长宁县教书九年。

其间身体状态每况愈下，以致"形容枯槁，颜色憔悴，腰俯不伸，形如鹄立"。此后又废儒经商，奔走四方。一次归途中，船上一同伴携带有《薛氏医案》，齐秉慧借而阅之，方知自身病因所在，乃依书采用峻补之法，对证选方，坚持服药数年，终至体健食旺。齐秉慧三十三岁时，经商过湖北武昌，有幸巧遇名医黄超凡。黄超凡乃明末清初名医喻嘉言（喻昌）之门生，喻嘉言去世后，黄超凡又师从喻嘉言大弟子舒驰远。齐秉慧乃拜黄超凡为师，向黄超凡学医三年。故齐秉慧实乃喻嘉言三传弟子。齐秉慧回川后先闭门苦读医书，上溯岐黄，下逮百家，深思熟虑，穷究医理，遂致悟性大开，迎诊患者，即"愈者十之八九"。后著有《齐氏医案》《痘麻医案》《家传医秘》《痢症汇参》几部医书。

齐秉慧临床上重视脾肾，对明代温补学派诸家学说多有继承，亦善用温补治疗与温热之品。如齐秉慧曾治一钱姓病人（钱仲仁），该病人患喉痹，阴火上蒸，津垢积而成块，坚白如骨，横于喉间，疼痛异常。其证恶寒嗜卧，二便不利，舌苔滑而冷，口不渴而懒言。齐秉慧观诸证形状，认为总属虚寒。指出二便不利的原因是阴邪上逆，喉间清涎成流而出，津液逆而不降，故二便不利。遂用生附子驱阴散寒，熟附片助阳温经，桔梗苦以发之，炙甘草甘以缓之，半夏辛以开之，阿胶以润咽膈。病人服药一剂，而喉间白骨即成腐败而脱去其半，痹痛稍缓，三四剂而大便行，粪多且溏，如是十二剂而愈。

又如治疗一杨姓病人（杨子宽），该病人患阴寒直中肾经，面青鼻黑，腹痛欲死，更加囊索，急求治于齐秉慧。齐秉慧诊之说此证为死亡顷刻之证，治之稍迟，必一身尽黑而死。急与之救亡丹，用人参五钱、白术二两、附子一枚、干姜三钱、肉桂五钱，水煎急与之服，一剂而效。齐秉慧指出此证全是一团死气现于身之上下，若不用附子、干姜、肉桂等猛烈大热重剂，则不能逐阴寒而追亡魂，驱毒气而夺阳魄。

齐秉慧又擅长用温补法治疗血证。曾治十六岁的读书人闵晋士，患吐血甚多，诸医罔效。形神倦怠，懒于行动，由亲属送来救治。齐秉慧问患者之前所服之药，则一味为滋阴清火，损伤脾胃，以致饮食顿减，胸中作痞，四肢无力。乃与加味补中益气汤以滋化原，兼以摄血归经，又兼理脾涤饮宣畅胸膈，继用归脾汤去木香、甘草，加五味子、肉桂、鹿茸，脾肾两补而愈。齐秉慧批评当时一些医者、病家一见吐血，便认为是火证，用药多用当归、地黄、黄芩、黄连，宁用寒凉，勿用热药的弊端，体现了齐秉慧重视温补、重视辨证论治的思想。

可见，齐秉慧乃善用温补、重视脾肾的蜀医。郑钦安晚于齐秉慧数十年，在学术上与齐秉慧多有相通之处，值得学者深入研究和探讨。

除韩懋、齐秉慧以外，清代四川还有唐宗海、周松仙等名医，大约与郑钦安同时，兹不一一赘述。

总之，历代蜀医有独特的风格，学术上大多重视伤寒、善用温热，并且善于将儒家、道家的一些思想，尤其是理学、易学等理论，引入到医学中来，形成了蜀医异于他省的特点。梳理历代蜀医学术源流，对研究郑钦安学术思想，是十分有必要的，对于正确认识郑钦安学术有较为重要的意义。

二、学术特色

（一）乾坤坎离说

郑钦安在中医学术上一个鲜明的特色就是重视阴阳辨证。他在《医理真传》叙中说："医学一途，不难于用药，而难于识证。亦不难于识证，而难于识阴阳。阴阳化生五行，其中消长盈虚，发为疾病。万变万化，岂易窥测。"可见，郑钦安是十分重视辨识阴阳的。为使后世学者能准确辨识阴阳，郑钦安在著作中处处都在指点阴阳真机。要明辨阴阳，自然要识阴阳之本源及阴阳之变化，《医理真传》开篇即以《乾坤大旨》《坎卦诗》《坎卦解》《离卦诗》《离卦解》《气血两字作一卦解》数篇以开宗明义，这数篇所论构成了郑钦安学说的理论基础，其原理及运用在《医理真传》《医法圆通》等书中贯穿始终。

易学是阴阳学说的源头，在《易经》及《易传》中，阴阳学说臻于完备，对阴阳的本质、变易都有了详细的探讨与运用。而阴阳学说同时又是中医学之理论基础，故前人有"医易同源""医易相通"或"医源于易"等说法。在郑钦安之前，明代以来，就有张介宾、孙一奎、赵献可、黄元御等医学名家以易理证医理，并广泛运用于基础理论与临床证治。与郑钦安同时代略晚的四川名医唐宗海亦是重视"医易相通"之说，撰著有《医易通说》《医易详解》《血证论》诸书发挥其学。而郑钦安出身儒门世家，自幼饱读儒家经典，及长，又随儒医刘止唐学。刘止唐教授郑钦安医学的特色是既授以《内经》《伤寒论》，又指示《周易》《太极》。这种课授医学的方法，其目的是要郑钦安知晓医道本源。且蜀中历来为易学极盛之地，自汉以来，四川地区便曾出过严君平、扬雄、范长生、卫元嵩、袁天罡、李鼎祚、陈抟、来知德等易学大师，故古时即有"易学在蜀"之说。在师授及蜀地文化环境的影响下，郑钦安亦精通易学，以易释医，探求医理。

《周易》以"太极生两仪，两仪生四象，四象生八卦"，以八卦相错说明天地自然界的运动变化规律。八卦即乾、兑、离、震、巽、坎、艮、坤八个卦象，分别代表了天、泽、火、雷、风、水、山、地八类自然界事物。八卦都是由阴阳两爻演化而来，根据阴阳得气的多少，乾卦为父，坤卦为母，震卦为长男，坎卦为中男，艮卦为少男，巽卦为长女，离卦为中女，兑卦为少女。八卦之中，郑钦安最为重视乾、坤、坎、离四卦，认为乾、坤、坎、离四卦为世界之源，人体脏腑气血生成也与此四卦有关，通过探讨四卦的生成阐述了人体的脏腑气血生理。

郑钦安首先认为乾、坤、坎、离四卦为世界之源，而乾、坤两卦又为坎、离之源。乾、坤在八卦中代表天与地，故是自然万物生成之根本。《医理真传》卷一第一篇《乾坤大旨》开篇即明确乾、坤两卦的根本地位。郑钦安说："乾为天，属金，纯阳也。称为老父、老阳、老子，又名曰'龙'。坤为地，属土，纯阴也。称为老母、老阴。"而乾坤交媾，化生六子。此六子即是震、坎、艮、巽、离、兑六卦，乃由乾卦三阳爻与坤卦三阴爻阴阳交媾而成。如郑钦安说："乾之初爻，乘于坤之初爻，而生长男，震也。乾之二爻，乘于坤之二爻，而生中男，坎也。乾之三爻，乘于坤之三爻，而生少男，艮也。故曰乾道成男。坤之初爻，乘于乾之初爻，而生长女，巽也。坤之二爻，乘于乾之二爻，而生中女，离也。坤之三爻，乘于乾之三爻，而生少女，兑也。故曰坤道成女。"乾坤是"六子"之父母，故为世界之源，人身阴阳亦源出于此。

"六子"之中，郑钦安认为坎、离两卦为人身阴阳之根本——"乾坤六子，长少皆得乾坤性情之偏。惟中男、中女（即坎、离），独得乾坤性情之正。人禀天地之正气而生，此坎离所以为人生立命之根也。"坎卦为两阴爻中一阳爻，离卦为两阳爻中一阴爻，故郑钦安说两卦得"乾坤性情之正"，而人体要禀受天地正气方能有生，所以坎离为人生立命之根。郑钦安认为人体阴阳的根本真阴、真阳源出坎离水火两卦，从坎离两卦水火相交中出。以《坎卦诗》《坎卦解》《离卦诗》《离卦解》探讨了人体真阴、真阳源出之理。

郑钦安首先以坎卦解释真阳之根源。《坎卦诗》云："天施地孕水才通，一气含三造化功，万物根基从此立，生生化化沐时中。"坎卦之象为两阴爻中含一阳爻，其中之阳爻，为乾父一阳落于坤宫，郑钦安认为此中一阳即是真阳之源。"坎为水，属阴，血也，而真阳寓焉。中一爻，即天也。天一生水，在人身为肾，一点真阳，含于二阴之中，居于至阴之地，乃人立命之根，真种子也，诸书称为真阳。"此坎中真阳为一身阳气之根。在人身，肾为坎水，故真阳即是肾中之阳，郑钦安在临证中多为重视，处处重视顾护真阳，是为其善用姜、桂、附温热之品的理论依据，究其根本，得益于坎卦之理。

对于真阴，郑钦安则以离卦解其生成。"离卦诗"云："地产天成号火王，阴阳互合隐维皇，神明出入真无定，个里机关只伏藏。"离卦之象为两阳爻中含一阴爻，此一阴爻即是真阴。郑钦安说："离为火，属阳，气也，而真阴寄焉。中二爻，即地也。地二生火，在人为心，一点真阴藏于二阳之中，居于正南之位，有人君之象，为十二官之尊，万神之宰，人身之主也，故曰心藏神。"离中一阴即为真阴，在人身心为离火，故此真阴即心中之阴，所以说为"神明出入""万神之宰""人身之主"。

真阴、真阳是人身阴阳之根，一身阴阳的萌动即来自于真阴、真阳的运动相交，如郑钦安所说："坎中真阳，肇自乾元一也。离中真阴，肇自坤元二也。一而二，二而一，彼此互为其根，有夫妇之义，故子时一阳发动，起真水上交于心。午时一阴初生，降心火下交于肾，一升一降，往来不穷，性命于是乎立。"坎中真阳、离中真阴相交，往来运动，流出一身之阴阳，方有人生性命。郑钦安还以坎、离两卦解气血之理。郑钦安认为，气无形而寓于血之中，血有形而藏于气之内。气与血，一阴一阳，气属阳而血属阴，二者相寓互藏，可以坎、离二卦解。人身为一团血肉之躯，属阴，全赖一团真气运行其中而立命，正似两阴中一阳的坎卦之象。郑钦安又藉坎、离二卦理指出了人身真气的重要性。

郑钦安重视阴阳之理，著作中反复强调临证诊病要明辨阴阳，认为识得阴阳，临证方不致乖谬。故其三部著作中的第一部《医理真传》开篇即以易理以论医理，用乾坤坎离以证人身阴阳生成之理，以自然界的规律说明人身生理规律，其本质在于中国传统文化"天人合一"思想的影响。人生于天地之间，人身内部与自然界相互联系、相互通应，在形态结构、生理功能上亦有相似之处。乾坤坎离能说明天地阴阳之产生，同样亦可说明人身阴阳之源流。郑钦安乾坤坎离说构成了其全部学说的根本，其真阳学说、万病一气学说、伤寒之学、临床证治皆源出于此。

（二）真阳学说

1. 真阳立命为根本潜藏为顺

郑钦安出生于儒门世家，熟谙易理，引易入医，故其《医理真传》开篇即以乾坤坎离诸卦立论。这是郑钦安"真阳学说"的基础，亦是其圆通心法的根本。郑钦安认为天地乾坤媾生万物，天施地孕生出坎水，地产天成生出离火，坎离水火为万化立基。而人禀天地正气而生，坎离亦为人身立命之根，坎水在人为肾，离火在人为心。从卦理论，肾为一点真阳含于二阴之中，而心为一点真阴藏于二阳之中。肾中一点真阳，郑钦安又把它命名为相火、命门火、龙雷火、无根火、阴火、真火、先天元阳、下阳、坎中一阳、元气、先天真气等；又因乾为龙，坎水为乾分一气落于坤宫，故肾中真阳亦名龙、真龙、初生之龙、坎宫之龙、水中之龙等。郑钦安在其著作中，对肾中真阳有着许多不同的称谓，看似混乱，其实是藉此以强调肾中真阳的重要性。他强调"真阳为一阳落于二阴之中，是立水之极，是阳为阴根"，而人身是一团血肉之躯，全赖这团真气运于其中立命。肾中真阳即为性命根源，有此真阳，"死机便转成生机"。重视真阳的重要性，是郑钦安"真阳学说"的根本内容。郑钦安又认为，真阳是初生之龙，不能飞腾而兴云布雨，惟潜于渊中，以水为家，安其在下之位。换而言之，便是真阳宜潜宜藏，以潜藏为顺，不得随意飞越，这是郑钦安从医易理论出发，阐发的真阳的基本生理特性。在《医理真传》与《医法圆通》二书中，他处处都在强调这一生理特性的重要性。《医理真传·坎卦解》云："历代诸家，俱未将一阳潜于水中底蕴搜出，以致后学茫然无据，滋阴降火，杀人无算，真千古流弊，医门大憾也。"郑钦安基于"滋阴降火"的流弊，提出了真阳潜藏的重要性的，也正是他善用姜、桂、附等温热药物的立论依据。

2. 真阳气化为发机水火升降

潜藏于肾中水底的真阳又具有蒸腾之性，可蒸腾气化肾水上济于心。与此同时，心中真阴，又降心火下交于肾。肾中真阳与心中真阴互为其根，郑钦安在《医理真传·离卦解》中说："子时一阳发动，起真水上交于心，午时一阴初生，降心火下交于肾，一升一降，往来不穷，性命于是乎立。"而对于真阴真阳二者的交济，郑钦安着墨更多的是真阳的蒸腾气化。因为从生理功能而言，肾中真阳蒸腾则肾水上交于心，肾水充济心中真阴，心阴足则真阴自然下降。《医法圆通》云："真火上腾，必载真水上升以交于心，故曰离中含阴。又曰气行血随，水既上升，又必复降下。水下降，君火即与之下降，故曰阴中含阳……水火互根，其实皆在坎也。"真阳是水火升降的"发机"之处，气化是水火升降的原动力，真阳不熄，升降不歇。若无真阳蒸化，水火阴阳不交。蒸腾气化是郑钦安"真阳学说"中所阐发的真阳的生理功能。故依郑钦安所论，人体最为重要的是肾中真阳的潜藏，真阳虽潜于水中，但其蒸腾气化却是水火升降的发机根本，水火升降全在于真阳气化的发动推行。论述真阳的"潜"与"发"，构成了郑钦安学说的基本内容。

郑钦安在强调肾中真阳重要性的同时，也重视中阳，认为中阳是真阳潜藏的辅助。真阳潜于水中，需要以土封固。郑钦安认为水是无土而不停蓄，土覆水上，水在地中，而水中有龙（真阳），故龙亦是无土而不潜藏。同时，水中真阳须得中阳的温煦，水才不至于寒极。地得龙潜而才能冲和，水土合德，世界大成。他在《医理真传·三焦部位说》中论述，上焦为天，中焦为地，下焦为水，而中阳处于上下焦水火交济之间，故为调和阴阳水火的气化枢机。郑钦安在其治疗中也处处体现这一思想，他认为："阳气即回，若无土覆之，火光易熄，虽生不永"，真阳如同灰中之火，灰覆之则长存。故他在治疗真阳飞越的同时，亦注意温补中阳，说明他一方面重视先天真阳，另一方面亦很重视后天中阳。中阳是真阳的封固，中阳充足才利于真阳的潜藏。

3. 真阳腾越为阴证之机

正如上文所述，郑钦安十分强调肾中真阳的潜藏之性，在其所论的病证之中，半数以上皆是阳虚阴证。所以他在论阳虚阴证病机时，大多主真阳腾越，不能固守于下，而至生机断灭。他认为，倘若能识真阳飞潜之运，何患无方？郑钦安所论真阳腾越的原因机理，分析归纳起来有如下数条：第一，阳气受伤，群阴即起，阴气太盛，逼出元气真阳，真阳为群阴阻塞，不能归根。这实际上即是阴盛格阳，阴寒内盛，格阳于上。第二，真阳虚衰，不能镇纳诸阴，肾中坎水阴气上腾，一线之阳光亦附阴气而上腾，元阳上浮，真气暴出。第三，少阴心之君火不足，阴气蔽塞太空，犹如地气上腾为云为雾，遂使天日无光，阴霾已极，龙乃飞腾。即所谓龙因水盛而游，真阳不潜。第四，脾土太弱，或阴盛逼出中宫之阳，无土覆火，光焰易熄，火不能潜藏，真阳外越。郑钦安在《医理真传》卷二数十条病证末尾云："以上数十条专论阳虚，指出先天真气上浮。反复推明：真气，命根也，火种也，藏于肾中，立水之极，为阴之根，沉潜为顺，上浮为逆。病至真气上浮，五脏六腑之阳气已耗将近，消灭剥削，以至于根也。"郑钦安以真阳腾越为阳虚重证，认为五脏之病穷必及肾，极为重视真阳腾越这一病机，他所论述的需用姜、桂、附诸药的数十条病证，大半以此为基本病机。郑钦安的"真阳学说"论理独到，既重视真阳的潜藏，又重视真阳的蒸腾升降，以真阳飞潜腾越为阴证的根本病机，为其独特发挥，这就是郑钦安"真阳学说"的理论核心。

4. 潜阳归肾封固为要法

郑钦安在其著作中，大篇幅地论证了真阳宜潜宜藏的特性和真阳腾越是阳虚阴证中心病机的观点。郑钦安根据这些观点，从而提出了潜阳归肾等治疗法则。纵观他所述的诸多病证，可以发现其治疗大多都主潜阳归肾、回纳元气。这是基于真阳以潜藏为顺的生理特性，并符合真阳腾越的基本病机的。

郑钦安在《医理真传》中云："三阴之方，以温中收纳，回阳降逆，封固为要。"同时又说："真火伏藏，命根永固，又得重生也。"其《医法圆通》中也反复强调"以回阳收纳为要"。他在著作中提出的潜阳、封髓、回阳、纳气、归肾、归根、沉潜、镇纳、收纳等诸多治法，其实都是名异而实同，目的都在于潜其真阳，归纳于肾，恢复真阳的潜纳。归结起来，便是"潜阳归肾"这一核心治法。

《医理真传·君相二火解》云："凡见阴气上腾诸症，不必延至脱时而始用回阳，务见机于早，即以回阳镇纳诸方投之，方不至酿成脱证之候矣。"郑钦安是主张阴证早期亦要运用潜阳归肾之法的，故可知其潜阳归肾法运用之广泛。在《医理真传》"头面忽浮肿""眼中常见五彩光华""两耳忽痒极欲死"等症状以及《医法圆通》中心病不安、头痛、目病、耳病肿痛、喉蛾等病证中，郑钦安都着重阐述了真阳腾越的病机，力主运用潜阳归肾之法。由此，郑钦安为什么善用姜、桂、附等热药的问题，也就迎刃而解了。他对姜、桂、附的运用都是对潜阳归肾法的体现，乃是紧扣病机的。

郑钦安不仅提出了独特的"真阳学说"与"潜阳归肾"的治法，而且对"潜阳归肾"法的具体运用也颇特色，可谓是心法圆通、匠心独具，大致有如下数条特点和思路：

第一，温阳消阴，真阳自返。郑钦安认为，阳虚之人，群阴必然即起，阴气太盛则逼出元气真阳。《医法圆通·益火之源以消阴翳辨解》中说："真气一衰，群阴四起，故曰阴翳；真气一旺，阴邪即灭，故曰益火……仲景之白通、四逆，实益火之源以消阴翳者也。"郑钦安自云所用诸方，皆从仲景四逆一方搜出。姜、桂、附诸药温阳而消阴，特别是附子能补坎中真阳，阴气消尽，太空为之廓廊，则真阳自返。故郑钦安善用姜、桂、附，由此可见。

第二，纳气归肾，收潜真阳。郑钦安常用潜阳丹、封髓丹诸方，云是纳气归肾之法。其中尤其盛赞砂仁一味，两方皆用之，他认为砂仁辛温能纳五脏之气而归肾。郑钦安对潜阳、封髓的运用颇具匠心，正是对"真阳学说"与"潜阳归肾"法的高度发挥。

第三，通阳化气，龙藏雨止。针对肾气不藏，真阳不能镇纳诸阴，而肾水泛溢者，郑钦安主用通阳化气之法，方如桂苓术甘汤。郑钦安认为桂枝能化膀胱之气，通坎中之阳。阳气通而水邪散，水与真阳俱自下行，为龙行治水之象，阳通则肾化气行水，真阳易于潜纳。

第四，交通阴阳，开其道路。真阳潜于水中，蒸腾气化则水火升降。郑钦安常用白通汤、封髓丹、桂枝龙牡汤之类交济阴阳。《素问·生气通天论》云："阳不胜其阴，则五脏气争，九窍不通。"故阴阳交济而水火升降，上下交通，则腾越之真阳返归肾位的窍路气道畅通无阻，方得顺势潜藏，易潜易纳，导入肾中。郑钦安解白通汤云："葱白一物能引离中之阴，下交于肾，生附子又能启水中之阳，上交于心，阴阳交媾，而水火互根矣。"郑钦安又针对此理制补坎益离丹，升降水火，交接心肾，潜纳真阳。

第五，补土覆火，封固其阳。这是郑钦安"真阳以土封固"理论的具体运用。他主张以干姜、甘草、砂半理中汤之类温补中阳，培中宫之气，即大补其土以伏火，火得覆而气潜藏，气潜藏而水亦归其宅。郑钦安这种以土封固中阳而潜阳归肾的理论，可谓真知灼见，斯得水土合德之妙也！

概而言之，郑钦安之所以善用姜、桂、附等品，是从其"真阳学说"与"潜阳归肾"法出发的，是针对了"真阳腾越"病机，有其适应证的，需要精确辨证，并非一味滥用温热。若后人不晓个中缘由，滥用温热而炫其技，则大违郑钦安本心。面对郑钦安的"火神心法"，需要看清的是其背后的真实含义。"真阳学说"与"潜阳归肾"的理论本质即是精确辨证，这才是郑钦安之学的精蕴所在。

（三）万病一气学说

郑钦安在学术上重视人身一气之根，认为真阳一气的生理运行是否正常，为人身发病与否的关键。因此，临证之中处处重视人身一气运行，提出了"万病一气说"的学术见解。本节拟对郑钦安"万病一气说"进行初步探讨。

1. "万病一气说"理论基础

郑钦安重视人体真阳，认为真阳是一身阳气之根，又称之为真气、元气、真元之气。由于此一气为根本之气，全身各处之气均来源于此一气之根。而人身病患又往往会累及气机，或因气的盛衰、运行失常而引发病患。因此，郑钦安对这根本一气（真气、元气）是极为强调的，在其第一部著述《医理真传》中，便已强烈地表达出了对人体根本之气的重视。如在对三焦的论述中，郑钦安认为三焦为气化之三焦，上焦统领心肺之气，中焦统领脾胃之气，下焦统领肝肾之气，人体一气分布，化为上中下三焦之气。《医理真传·三焦部位说》云："三焦之气，分而为三，合而为一，乃人身最关要之府，一气不舒，则三气不畅，此气机自然之理，学者即在这三焦气上探取化机，药品性味探取化机，便得调和阴阳之道也。"三焦之气分布人体上中下三部，关联五脏，而来源却是真元一气一分为三的变化。三焦为真阳气化所生，源自一气。

对于伤寒六经，郑钦安亦指出六经根源自真阳之气。他将太阳、阳明、少阳、太阴、少阴、厥阴六经亦称为六步，认为六经是真阳一气流布人身不同状态的六个阶段。《医理真传·六经定法贯解》说真阳之气原寄于肾，因肾与太阳膀胱相表里，一气发动，从太阳经开始，而后循行诸经，昼夜循环，周而复始，六经源自一气。《医理真传·太阴经证解》则更加明晰地进行了论述："夫人身立命，全赖这一团真气流行于六步耳。以六步合而观之，即乾坤两卦也。真气初生，行于太阳经，五日而一阳气足。真气行于阳明经，又五日而二阳气足。真气行于少阳经，又五日而三阳气足。真气行于太阴经，五日而真气衰一分，阴气便旺一分。真气行于少阴经，又五日而真气衰二分，阴气便旺二分也。真气行于厥阴经，又五日而真气衰极。阴气旺极也。……人活一口气，即此真气也。"根据真气运行不同阶段盛衰的不同，即分作六经。郑钦安强调六经一气贯通，六经证治可以从真气盛衰、流布情况来进行一一辨析。反对将六经割裂来对待，分裂六经的关系，反对仅从证候提纲上单独研究六经中的某一经，而不及六经一气贯通的要义。他说："后代注家专在病形上论三阴三阳，固是究未领悟气机，指出所以然之故。以致后学无从下手，虽记得三阳三阴，而终莫明其妙也。"

推而广之，不仅三焦，亦不仅六经，全身脏腑、经络、气血、津液、官窍皆可归于一气。《医理真传·阳虚证问答》总论中提出："但有形之躯壳，皆是一团死机，全赖这一团真气运用于中……水谷之气与先天之真气相依而行，周流上下四旁，真是无微不照者也。"《医理真传》之后，随着郑钦安学术思想的进一步深入，郑钦安对真阳一气的认识更为成熟，以至于在其五十岁时所撰著的第三部著述《医法圆通》中更为明确地提出了"万病一气"的学说。

2."万病一气说"学术内涵

郑钦安撰著《医法圆通》，该书叙中即全盘托出其多年的临证心得，可谓其全书主旨，也是其晚年医学临证的主要指导思想。郑钦安在叙中说："始明仲景之六经还是一经，人身之五气还是一气，三焦还是一焦，万病总是在阴阳之中。仲景分配六经，亦不过将一气分布上下、左右四旁之意，探客邪之伏匿耳。"三焦、五气、六经皆源出一气。书中卷三、卷四有《万病一气说》《食气篇》《一气分为六气说》几个篇章探讨了个中原理。

《医法圆通·食气篇》强调了先天一点真气的重要性。从郑钦安看来，气即是阳，先天一气即是真阳之气，此一气与人体是否有生命的存在有着密切的关系。郑钦安说："夫人之所以奉生而不死者，惟赖有此先天一点真气耳。真气在一日，人即活一日，真气立刻亡，人亦立刻亡。故曰人活一口气。"气即阳也，火也。又曰："人非此火不生。此火一存，凡后天一切食物，下喉一刻，立刻锻炼。食物之真气，皆禀诸先天、先地之真气，与人身之真气，本同一体。借食物之真气，以辅人身之真气，故人得食则生，不得食则死。所以食物健旺之人，肌肉丰隆，精神倍加，由其盗得天地生物之真气独厚也。今人只知饮酒、食肉以养生，谁知还是天地之真气，日日在灌溉，呼吸不住在充周也。"人之有生，得自先天一气，而后天食物中禀受天地之真气，食物即以长养先天一气。有此一气相续不绝，人乃有生。

《医法圆通·万病一气说》则将各种疾病的病机都归结为一气之盈缩。一气即是一元，一元即是元气真阳，一气盈缩即是元气的盛衰运动。郑钦安云："病有万端，发于一元。一元者，二气浑为一气者也。一气盈缩，病即生焉。有余即火，不足即寒。"并论述了一气盈缩的外在征象，一气盈缩是如何影响脉证的。如在脉，"脉来洪大，气之盈也，脉来数实，脉来浮滑，气之盈也，间亦不足。脉来迟细，气之缩也，脉来短小，脉来虚弱，气之缩也，间亦有余。脉来劈石，脉来鱼尾，脉来雀啄，脉来釜沸，脉来掉尾，脉来散乱，气之绝也。"又如在面色，则云："推之面色如朱，气盈之验，亦有缩者。面青有神，气盈之验，亦有缩者。面白有神，气盈之验，亦有缩者。面黄有神，气盈之验，亦有缩者。面黑有神，气盈之验，亦有缩者。"由此可见，万病皆可归结为一气，一气的盈缩运动影响到人体发病与否。"用药以治病，实以治气也。气之旺者宜平，气之衰者宜助，气之升者宜降，气之陷者宜举，气之滞者宜行，气之郁者宜解，气之脱者宜固，气之散者宜敛。知其气之平，知其气之变，用药不失宜，匡救不失道，医之事毕矣。"治万病皆可求之于一气。

此先天一气与人体是否发病亦息息相关。郑钦安在《医法圆通·食气篇》阐述了一气不调酿生疾病的机理——"人不能保全身内之真气，则疾病丛生。疾病者何？邪之为也。邪气之来，无论内邪外邪，皆是阻隔天地之真气，不与人身之真气相合，身即不安，故曰病。必待邪去，而天地之真气与人身之真气，仍旧贯通合一，始言无病。"真气是人身根本之气，人体外感邪气，影响脏腑、气血功能，都会导致真气不调，阻隔天地真气与人身真气的贯通合一，真气不调则病生。郑钦安此所言真气，也包含了人体正气的内涵在里，《医法圆通·邪正论》云："凡天地之道，有阴即有阳，有盈即有虚，有真即有伪，有邪即有正。试问邪正之道若何？邪也者，阴阳中不正之气也。不正之气，伤于物则物病，伤于人则人病。治之调之，皆有其道。欲得其道，必明其正。正也者，阴阳太和之气也。太和之气，弥纶六合，万物皆荣。人身太和充溢，百体安舒。太和之气有亏，鬼魅丛生，灾异叠见，诸疾蜂起矣。"这里所说的太和之气出自《易》，亦称"大和之气"，指天地冲和之气，《易·乾》："保合大和，乃利贞。"朱熹《周易本义》云："太和，阴阳会合冲和之气也。"郑钦安看来，在自然界为天地之真气，在人身则同于真气、元气、真阳、元阳，即是所谓"一气"。一气调和，太和充溢，百体安舒，人则不病。反之，则疾病蜂起。治疗的关键在于祛邪为急，调和真气为先。郑钦安说："故曰圣出而立法垂方，祛邪为急。明人身脏腑之由来，五行分布，阴阳充周，天人一气之道，借草木之真气以胜邪。邪居在上，则以能制在上之邪之品以攻之，邪去自然正复。"调治当明保生之要。天地即是我身，我身即是万物之身，万物、我身、天地原本一气，此即天人一气之道。

郑钦安重视伤寒，精研六经之理，将六经概括为一气，这也是其"万病一气说"的重要内容之一。《医法圆通·一气分为六气图说》便是以万病一气之理贯解伤寒六经之理。郑钦安认为六经即是六气，太阳寒气、阳明燥气、少阳暑气、太阴湿气、少阴火气、厥阴风气等六经六气都由一元真气分化而来。真气分为六气之后，气机自下而上，自内而外，充满布护周身，成为六层真气，即六经。第一层为太阳寒水气化出路，真气病此则畏风恶寒，治之宜宣散。第二层为阳明燥气，外邪自此化为燥邪，病则恶热，治之宜清凉。第三层为少阳所主，居半表半里之间，法宜和解。第四层为太阴湿气，真气病此则吐泻，治之宜温中。第五层为少阴所主，"少阴有两法，一邪从少阴心火为病，则火症居多，法宜清润；一邪从少阴肾水为病，则阴寒为重，法宜温经散寒。"第六层为厥阴所主，"厥阴有两法，一邪从风化为病，风为阳邪，故曰热深厥深，下攻而便脓血，上攻而为喉痹，法宜养阴清热；一从阴化为病，多见爪甲青黑，腹痛，法宜回阳。"郑钦安认为六经实质就是真气分化充满周身的六个层次，六经根源其实还是一气。

郑钦安的"万病一气说"是建立于其"真阳学说"的基础之上的，是对"真阳学说"的进一步发挥。郑钦安对人身真阳极其重视，认为真阳即是元阳、真气即是元气、气即是阳，人身全身各气皆根源于此真阳一气。因此，只要把握好此"一气"，便能执简驭繁，论治全身疾病。

3. "万病一气说"哲学源头

郑钦安的"万病一气说"是有其根源的，究其根本，源自中国传统文化的"元气论"。在中国古代哲学中，气是宇宙万物的共同构成本原，而元气又是气之本原。西汉儒学大师董仲舒在《春秋繁露》中说："元者，为万物之本。"东汉王充认为元气是天地间自然存在的精微物质，是宇宙万物的唯一本原。这个本原即是"一"，与《易》中所说的"太极"、《老子》中所说的"道"名异而实同。《易传》说"易有太极，始生两仪，两仪生四象，四象生八卦。"《老子》说："道生一，一生二，二生三，三生万物。"都是对万物之上的"元一"的强调，都认为万物都源自于"一"。

宋元理学兴起之后，"元气论"思想被进一步发展了。北宋理学大师周敦颐在《周易》的基础上著《太极图说》，提出"无极而太极，太极动而生阳，动极而静，静而生阴，静极复动。一动一静，互为其根。分阴分阳，两仪立焉。阳变阴合，而生水火木金土。五气顺布，四时行焉……二气交感，化生万物，万物生生而变化无穷焉"的宇宙演化模式，认为万物生化源自于太极动静。

北宋邵雍则从易理象数上进行了论述。邵雍认为先天地有一个太极本元，太极是天地之始，太极是"一"，它可以推演而变化出物质世界的无限多样性，"一分为二"就有了天地，"二分为四""四分为八"就有了"天之四象"日月星辰与"地之四象"水火木石，日月星辰之"变"就有了寒暑昼夜，水火木石之"化"就有了风雨露雷……用这种"一分为二"的程式推演下去，就可以从太极本元不断分化出万事万物。

北宋另一位理学大师张载重视"气一元论"的思想，建立了"气本论"的哲学体系。张载认为"太虚即气"，太虚包容世界万物，是气的本体，气是宇宙的统一本原，用"气"这个统一的本原解释客观存在的一切现象。他在强调世界永恒运动的同时，把一切形式的变化最终归结为气的聚散。

北宋程颢、程颐也重视世界一元的研究，提出理气的宇宙观。北宋这些理学家的学术思想被南宋理学集大成者朱熹所继承发扬，经改造后成为明清两代封建社会的正统思想，为后世带来了巨大的思想。

哲学上的发展，影响到了中医基础理论的发展。在"元气论"以及宋元理学的影响下，一些医家将"一元"思想引入了医学理论中，并在医学范畴内将之发扬光大。如元代朱丹溪本为理学传人，便将周敦颐《太极图说》的理学思想引入了医学之中，提出了"相火论"的学术思想，认为自然万物都来源于相火之动，"天非此火不能生物，人非此火不能有生"。明代孙一奎指出两肾间有"动气"，号曰命门，又曰元气，内含一点真气，为生生不息之根。张介宾、赵献可也重点论述了肾间命门，认为命门是阴阳之根，人身太极，流出一身之元阴元阳。这些医家都本出身儒门，自然受到理学思想的影响。

郑钦安亦出身儒门世家，又拜在蜀中名士儒医刘止唐门下习儒而兼医，刘止唐为之指示《黄帝内经》《周易》《太极》，故其医学思想也容易受到儒学哲学理论的影响，郑钦安"万病一气说"即脱胎于"元气论"及宋元理学理气论，又借鉴了明代温补诸家的命门、太极的医学思想。

总之，郑钦安的"万病一气说"，是对"真阳学说"的进一步发挥，其意在于执简驭繁，究其根本。万病都可以追溯其根源，从真元一气气机盛衰、运行的角度上探讨发病机理，这对于探究太极、阴阳、五行、三焦、六经本质有着重要意义，亦是郑钦安临证处方用药的指导性思想。

（四）六经气化学说

郑钦安在学术上十分重视仲景学说，认为仲景立法垂方之美，并说其所览七十余种医书没有不讲仲景之法的。清代后期，福建名医陈修园所撰著的医书在四川一带影响很大，部分地区甚至将陈修园医书作为习医课徒的教材。郑钦安到中年时购得陈修园医书十三种，对陈修园医论深心佩服，认为陈修园医书颇得仲景之微，亦且明透，惟间有略而未详者。故郑钦安撰著《医理真传》时，论伤寒部分对陈修园医书多有借鉴发挥。陈修园是清代伤寒学派的重要代表医家，其研究仲景《伤寒论》的主要特点是六经分经审证。如将太阳病分作经证、腑证和变证，阳明、少阳皆分经腑，太阴有阴化、阳化，少阴有水化、火化，厥阴有寒化、热化。并融入六经气化之说。如此分证深得六经六气之旨，对于掌握六经病机、传变特点和证治规律极有帮助。受陈修园影响，郑钦安研究伤寒也以六经为重点，注重六经分经审证与六经气化的研究，且较陈修园更加明晰，自云以明仲景立法垂方之苦心，补陈修园之未逮。

郑钦安研究伤寒，首先注重伤寒六经分经证治，其次注重以"标本中气"六经气化理论来探讨六经病机及六经传变的机理，藉以探讨六经本质及临床证治。六经各有标、本、中三气为主。如太阳以寒气为本，少阴为中气，太阳为标；阳明以燥为本，太阴为中气，阳明为标；少阳以火为本，厥阴为中气，少阳为标；太阴以湿为本，阳明为中气，太阴为标；少阴以热为本，太阳为中气，少阴为标；厥阴以风为本，少阳为中气，厥阴为标。客邪入于六经，有从中化为病，有不从中而从标化为病，有本气为病，从而产生各经不同的病证。

对于六经气化，郑钦安还从"万病一气"的角度出发，十分强调六经一气流通。郑钦安在《医法圆通·伤寒溯源解》中指出："太阳为三阴三阳之首，居于寒水之地，其卦为坎。坎中一阳，即人身立极真种子，至尊无二，故称之曰太阳。如天之日也，太阳从水中而出，子时一阳发动，真机运行，自下而上，自内而外，散水精之气于周身，无时无刻无息不运行也。"真阳自太阳开始，循环六经，一团真气流行于六步，依次循行于太阳、阳明、少阳、太阴、少阴、厥阴，每五日循行一经，根据其阴气、阳气的盛衰，别为六经。由此，六经证治，只须依此阴阳盈缩、一气进退，便能以一而执万端。

六经分治方面，郑钦安指出了六经各自的提纲病情。太阳，以脉浮、头痛、项强、恶寒为提纲，恶寒为病情。阳明，以胃家实为提纲，恶热为病情。少阳，以口苦、咽干、目眩为提纲，喜呕为病情。太阴，以腹满而吐，食不下，自利益甚，时腹自痛，若下之，必胸下结痛为提纲，食不下为病情。少阴，以脉微细、但欲寐为提纲，但欲寐为病情。厥阴，以消渴，气上冲心，心中疼热，饥而不欲食，食则吐蛔，下之利不止为提纲，不欲食为病情。这样一来，六经各自的主症便较为明晰，便于学者掌握。而六经气化原理、六经证治、六经用药，郑钦安在《医理真传》《医法圆通》等著作中不仅进行了专篇讨论，在杂病论治中亦多有体现和运用。

1. 太阳经气化

郑钦安认为，六经之中，太阳是一身之藩篱，病邪初入，必定由此而入。从易理来讲，太阳居于坎宫子位，为寒水之区，与膀胱一腑相属。人身的气机，每日从十二时辰中的子时发起，子为一阳初生，故曰太阳，犹如太阳从大海升起，此时海水水性主寒，故曰太阳寒水。太阳初升，光照一身上下四旁，无微不照，所以在人身主皮肤，统营卫，为一身之纲领，御邪之藩篱。太阳膀胱经与少阴肾经相表里，太阳的底面即是少阴，少阴肾经中的真阳即是太阳初生阳气之根源。真阳之气机发动，必先于太阳经，而后行于阳明、少阳、太阴、少阴、厥阴诸经，昼夜循环，周而复始。真阳于太阳初生，此时尚为稚弱，太阳又为寒水之经，四面皆是寒水，因此若太阳病，发汗太过则易伤及少阴肾经中之真阳。或外感寒邪，客于太阳寒水地界，则阻碍真阳升法运行之气机，变生太阳诸症。总体而言，太阳以风、寒、热、湿、燥、火六气中的寒气为本，少阴为中气，太阳为标。太阳、寒、少阴即是其标本中气。从太阳症状病情上来看，则可分为太阳经病与太阳腑病，太阳经病又可分为伤风证、伤寒证、两感证，太阳腑病可分为蓄尿证、蓄热证、蓄血证、癃闭证。

太阳经病以脉浮、头项强痛、恶寒发热为主要特点。其中风邪伤及太阳卫分，则为伤风证，以脉浮、头项强痛、恶寒发热兼有自汗、恶风为特点，治疗主以桂枝汤。寒邪伤及太阳营分，则为伤寒证，以脉浮、头项强痛、恶寒发热兼有无汗为特点，治疗主以麻黄汤大开腠理，发汗解表。风、寒合邪两感太阳营卫，则为两感证，以脉浮、头项强痛、恶寒发热兼有壮热、烦躁、脉浮紧为主要特点，治疗则以大青龙汤营卫两解，风寒并驱。若太阳经病不解，不传于下一经则必定传于太阳腑，而见太阳腑病。

太阳腑病是因邪气由太阳之经转入太阳之腑所致，以口渴而小便不利为主要特点。治疗以五苓散化太阳之气，气化一行，小便亦利，邪气从小便而出，病邪由此而解。太阳腑病又分为蓄尿、蓄热、蓄血、癃闭。蓄尿证是因寒邪束于太阳经，太阳气机不运，所储之水不能出，上涌而见小腹作满，治疗以五苓散倍桂，以化太阳之寒气，气化一行，小便得出。寒邪入腑，从太阳之标阳而化为热，热甚则必涸其所注之水，见小腹不满而便不利，此则为蓄热证，治疗以五苓散去桂、加滑石，以清利其热。寒邪入腑，阻碍太阳气机，血行失常，不得归经，流入腑中，聚而不散，而见以少腹硬满为主症，则为蓄血证，治疗以五苓散加桃仁、红花、当归、万年霜，从小便以逐其瘀。癃闭证则以尿不得出为主要特点，是因三焦气机不运、水道壅塞所致，治法宜升提。

太阳经病亦有不传本经之腑而传阳明、少阳者。三阳经证同见，名为三阳并病，以三阳之法治之，如用桂枝汤加葛根、柴胡，桂枝汤为太阳经主方，葛根入阳明，而柴胡入少阳。又有太阳传阳明而不传少阳者，名二阳为病，以二阳法治之，如桂枝加葛根汤。又有三阳经证与太阴腹满、自利同现的，即于三阳表药中合理中汤法治之。有经证初见，转瞬而见少阴之身重、欲寐症者，为太阳表及于少阴里，治以少阴之法，如麻黄附子细辛汤。表里不通，壮热烦躁者，以大青龙汤治之。太阳经证误下遂利者，以桂枝加葛根汤治之。太阳病过汗，汗不止者，桂枝加附子汤治之。下后损伤胸中阳气，而致脉促胸满者，桂枝去芍药汤治之。郑钦安对仲景太阳病兼证、变证各加减法也做了简明而清晰的总结，指出"仲景之法，总在活法圆通，并无死法，方方皆有妙义，轻重大有经权，学者先将六经提纲、病情熟记于心，方能见病知源"。主张明了六经之要义，方能运用圆通，灵活掌握。

在《医法圆通》中，郑钦安还有"太阳用药图""桂枝汤圆通应用法""太阳经腑用药图""麻黄汤五苓散圆通应用法"等相关内容。

《太阳用药图》提出桂枝汤是调和阴阳第一法，其图中云："仲景原文治自汗恶风，体痛头疼，脉浮缓者，名曰中风。桂枝汤，太阳卫分主方也，以自汗、恶风为大眼目。调和阴阳第一法。"图下还对太阳中风证自汗、恶风症情进行了分析："风为阳邪，善动，从毛窍而入。风动于中，血液不藏，毛窍疏而不实，故见自汗出，恶风。""桂枝汤圆通应用法"则对桂枝汤方理进行了分析。郑钦安认为桂枝汤为调和阴阳之方，其功用彻上彻下、能内能外，临证运用此方时不应死守陈方、不敢变通而拘泥于治伤风证，凡是属于太阳经地面治病，皆可用此方。并在其后附临证各科运用桂枝汤验案十条，以说明桂枝汤的变通运用。

如治一患者病胸腹痛、背亦彻痛者，郑钦安认为太阳之气从下而上至胸腹，若寒邪阻逆太阳，气机不畅，则见胸腹痛，太阳经又行于身之背，腹中之气不畅，而背亦受之，故以桂枝汤治愈。

又治一小儿角弓反张、手足抽掣，郑钦安认为太阳经行于身之背，若风邪中于背，太阳经气不舒，经气闭塞，因此见角弓反张，而桂枝汤能宣散太阳经之风邪，故仍以桂枝汤治愈。

又治一患者周身作痒，伴时时恶风者，郑钦安认为人身周身毛窍为太阳寒水出路，若风寒之邪外犯而不得入，逆滞于皮肤，抑郁生热，则见周身作痒，而桂枝汤能宣散太阳经抑郁之气，故仍以桂枝汤治愈。

又如治疗一患者恶风、下痢，日数十次者，郑钦安认为乃风邪犯于太阳，表气不通，里气不顺，邪气陷于下，因而见下痢，桂枝汤能宣风外出，表气顺则太阳之气升而不陷，故予桂枝汤治愈。

凡此种种，郑钦安桂枝汤十条医案涉及内、外、妇、儿临床各科病证，体现了郑钦安对六经辨证的广泛运用与发挥，以及临证运用桂枝汤的"圆通心法"。

"太阳经腑用药图"论述了麻黄汤、五苓散两方的临床证治。图中论麻黄汤云："麻黄汤，太阳营分主方也。以无汗、恶寒为大眼目。仲景原文治太阳病。头痛发热，身疼腰痛，骨节疼痛，无汗恶寒而喘者，此方主之。"图下对麻黄汤症情进行了分析："寒为阴邪，从毛窍而入，寒主静而不动，毛窍密而不疏，故见无汗恶寒。"论五苓散则云："五苓散，太阳腑分主方也，以口渴、小便不利为大眼目。原文治发汗后，烦渴欲饮水者主之。"图下解析了五苓散证，并强调了太阳病桂枝汤、麻黄汤、五苓散三方的重要性，其云："邪不传经而传腑，故见口渴，小便不利。五苓散功专利水，水道利则太阳气舒，邪亦从此而解。桂、麻二方，是祛邪从上出者也。五苓散是祛邪从下出者。惟此三方，可称太阳首尾专主之方也。"其后"麻黄汤五苓散圆通应用法"则列麻黄汤验案三则及五苓散验案三则。

如治一患者两脚弯发起红色包块，且疼痛剧烈，郑钦安认为脚弯为太阳经循行之道，若为寒邪闭束，气机阻碍，郁遏则起红色包块而痛甚，而麻黄汤力能散太阳之寒，故以麻黄汤治之而愈。

五苓散验案如治一患者，头晕、咳嗽、呕吐、腹胀、小便短少，郑钦安认为病系膀胱气化不运，水湿之气不得下降，气机返于上，水湿上干清道，而见此证，五苓散功能利水，水气下降，气机自顺，故用此方则愈。

2. 阳明经气化

对于阳明一经，郑钦安指出阳明主燥，客寒之气自太阳传入阳明，寒邪即化为燥邪，燥邪入于阳明经，阻碍真阳运行之机，则发为阳明病诸症。从标本气化而言，阳明以燥为本，因阳明胃与太阴脾相表里，故以太阴为中气，阳明为标。

阳明病也有经证、里证、腑证的区别。阳明经证此时系寒邪初入阳明之经，寒气尚有一线未化尽，尚未完全化燥，故其临床特点是：前额连及眼眶胀痛，鼻筑气而流清涕，发热不恶寒。阳明主肌，故治疗用葛根汤解肌，祛邪从肌而解。若阳明经证不解，有传少阳经而二阳合病者，则以葛根汤合柴胡汤治之。若阳明经证不解而传入阳明之里，燥热之邪气盘踞胃中，邪热之气与胃中之气二火交煽于中，邪热炽盛，则变生阳明里证。阳明里证的临床特点是：口燥、心烦、汗出、恶热、渴欲饮冷。治以白虎汤。若阳明里证不解，邪热传入阳明之腑，热盛灼尽阳明胃肠中之血液、津液、宿谷，胃中枯槁，胃火旺盛，大便闭塞，则见阳明腑证。阳明腑证的主要临床证候是：张目不眠，声音响亮，口臭气粗，身轻恶热，大便闭塞。以痞、满、燥、实、坚、谵语、狂走等病情为特点。治法主以大、小承气汤苦寒陡进，推荡并行，以灭火邪。

在《医法圆通》中，有《阳明经证用药图》《葛根汤圆通应用法》《阳明经用药图》《白虎汤圆通应用法》《阳明里证用药图》《大承气汤圆通应用法》数篇探讨了阳明病方药证治。

《阳明经证用药图》探讨了葛根汤的临证运用心法。图中云："本经以胃家实三字为提纲，此方是言其邪初入而治之也。葛根汤，是因邪在太阳之经输而设，其实又治太阳与阳明合病必自下利。"图下解析葛根汤证云："盖太阳主开，阳明主阖。今阳明为太阳之邪所逼，不从本经之阖，而从太阳之开，开于下，故下利也。"《葛根汤圆通应用法》则举葛根汤验案四则以论葛根汤圆通心法。如云治一患者上下眼睑红肿疼痛剧烈，郑钦安认为上下眼睑为阳明所主，今为风热所闭郁，抑郁发为红肿痛甚，葛根汤能解阳明风热，故治之而愈。又如治一患者两乳红肿发热，郑钦安亦认为两乳为阳所主，邪气外感而伏于两乳间，而见红肿痛甚，葛根汤能祛阳明之邪，故以此方治愈。

《阳明经用药图》以讨论白虎汤临证运用为主。图中云："白虎汤，阳明腑分主方也。服桂枝汤大汗出后，大烦渴不解，脉洪大者主之。又云渴欲饮水，无表证者，此方主之。"图下解析白虎汤证云："此方本列于太阳篇中，而又曰治阳明腑证者，盖以太阳之邪，服桂枝汤大发汗，表邪既解，而阳明之血液已伤。阳明乃气多血多之腑。今血液骤伤，阳明之内热立作。若不急用白虎以清热，人参以养血液，邪火益盛，即有不可扑灭之势，故白虎又是阳明之腑方也。""白虎汤圆通应用法"则举白虎汤验案五则以论白虎汤之圆通心法。

如治一患者牙龈红肿疼痛，饮冷饮，郑钦安认为牙龈乃阳明所主，若胃火聚于上，则见红肿痛甚，又见饮冷，知其为邪火伤阴，以白虎汤请胃而愈。

又如一患者两乳红肿痛甚，郑钦安认为两乳乃阳明脉过之所，今见红肿痛甚，是因胃中之邪热壅滞所致，白虎汤专清胃热，热邪去而肿自消，故治之而愈。

《阳明里证用药图》以探讨大承气汤临证运用为主。图中云："阳明病脉迟，虽汗出不恶寒者，其身必重，短气腹满而喘，有潮热者，此外欲解，可攻里也。手足濈然汗出者，此大便已硬也。大承气汤主之。若汗多微发热，恶寒者，外未解也。其热不潮，未可与大承气。若腹大满不通者，可与小承气微和胃气，勿令大泄下。"图下解说凡用大承气汤必须审察的确，以胃家实三字为提纲。胃家实以大小便不通、大便硬而腹满、狂妄奔走、叫骂不避亲疏、潮热谵语等为临床特点。《大承气汤圆通应用法》则举大承气验案三则以论本方之圆通心法。

如治一患者头晕、昏乱无主，三五日一发。郑钦安认为头晕一证原本不是运用下法的证候，但因患者阴血虚极，不能制约其亢龙（亢盛的阳气），龙奔于上，则浊火乱其神明，故昏昏无主，以大承气汤可制约其亢盛之阳气，故治之而愈。

3. 少阳经气化

对于少阳一经，郑钦安认为，"少阳之上，相火主之"，因此以火为本。因少阳胆与厥阴肝相表里，故以厥阴为中气，少阳为标。少阳病也有经证、腑证、半表半里证之分。

少阳经证以头痛在侧、耳聋、喜呕、不欲食、胸胁满、往来寒热等症状为主要临床表现。对于少阳经证这些症状的机理，郑钦安进行了论述。他说少阳病由阳明病发展而来，往往因为外犯之寒邪传至阳明化为燥邪，燥邪之客气未尽，遂传入少阳。六经之中，少阳为枢机，为枢转阴阳之道，燥邪自阳明犯于少阳，则阻碍少阳条达之气机，正邪相击，头两侧属少阳，故见两侧头痛。少阳胆经入耳，燥邪侵袭，则清窍闭塞，而见耳聋。少阳胆木性喜条达，呕吐气动，能使木气稍泄，故病喜呕。少阳木气不舒，克伐脾土，而不欲食。胸胁为肝胆所主界限，肝胆不舒，则胸胁胀满。少阳外接太阳、阳明，内与太阴接壤，为阴阳交界之区，故为半表半里，邪气犯于少阳，出与阳争则热，入与阴争则寒，故见寒热往来。治少阳经证主以柴胡汤（即小柴胡汤）疏少阳之气，少阳木气疏泄，则枢机复其枢转功能，邪气即可从枢转而出。少阳腑证则以口苦、咽干、目眩为提纲。其因燥邪入于少阳之腑，少阳以火为本，燥与热合成一家，热甚则胆气泄，故见口苦、咽干。肝开窍于目，肝与胆相表里，表病及里，里热太甚，必伤肝中所藏之血液，故见目眩。治疗主以黄芩汤清少阳里热，里热一解，邪自灭亡。而郑钦安所论少阳半表半里证相当于疟病。郑钦安说邪在三阳则以表论，邪在三阴则以里论。半表者从阳分，半里者从阴分，而疟疾往来之寒热则取决于少阳。邪在少阳，不能从枢转而出，直趋阳明地界，阳明主燥热，故病者发热，为热疟。邪气从少阳趋于太阴，太阴主寒，故病者发寒，为寒疟。

《医法圆通》中有《少阳经用药图》《小柴胡圆通应用法》两篇，以探讨小柴胡汤临床证治。《少阳经用药图》图中云："口苦、咽干、目眩为提纲。小柴胡汤治发热，口苦，耳聋，其脉弦者。又治太阳、阳明二经发热不退，寒热往来。"郑钦安还十分强调少阳经感邪的途径，认为少阳感邪终究由太阳而来，治少阳实是治太阳。图下解析小柴胡汤方义云："此方虽名为少阳方，究竟总是太阳经所感受的这一点邪气种子不能从胸出去，逆于胸胁之间，阻其少阳升降之机，故少阳之经证作。其方治少阳，实是治太阳也。"《小柴胡汤圆通应用法》则举小柴胡汤五种临床运用，以说明小柴胡汤临床功能颇多，加减变化之无穷。

如论小柴胡汤治两耳红肿痛甚。郑钦安认为两耳前后俱属少阳所主，两耳红肿疼痛，是因风热之邪聚于少阳。而小柴胡汤力能治少阳风热，故以小柴胡汤治之。

又如论小柴胡汤治疗吐酸不食。郑钦安认为不食而吐酸，是因木气不舒，上克脾土，土畏木克，故不食。酸属木，乃是禀少阳热气所化，土木相凌，故见不食而吐酸。而小柴胡汤力能疏泄少阳木气，少阳之气舒，即不克制脾土，两经之气平而病可愈，故以小柴胡汤治之。

4. 太阴经气化

对于太阴一经，郑钦安认为，"太阴之上，湿气主之"，故以湿为本。太阴脾与阳明胃相表里，故太阴以阳明为中气，太阴为标。太阴病则有经证、五饮证、著痹行痹证、阳黄阴黄证之分。

太阴经证以腹满而吐、食不下、时腹自痛、自利益甚、手足自温为主要临床特征。对于太阴经证这些症状的机理，郑钦安也进行了论述。郑钦安说太阴主湿而恶湿，少阳热邪传入太阴，即从湿化，湿气太甚，阻滞中脘，邪乘于上则腹满而吐，邪乘于下则腹痛自利。四肢禀气于胃，邪犯脾未犯胃，故有吐利而手足尚温。太阴经证的治疗则当以理中汤为主。另《伤寒论》有桂枝倍芍药汤一方，是太阳经证误下，而寒邪陷入太阴之内的主治之方，是还寒邪于太阳之表。太阴五饮证实质即是水病。郑钦安认为"饮"是"水"之别名，饮证可以一"水"字概括。太阴主湿，湿即水，水盛则土衰，土衰即不能制水，以致寒水泛溢，或流于左，或流于右，或犯心下，或直下趋，或化为痰，从而才有五饮的别名。治疗五饮证则以温中健脾、除湿行水、燥脾为主因势利导。着痹、行痹，郑钦安则认为痹为不通之意，风胜为行痹，寒胜为着痹，风为阳而主动，风行而寒湿随之，故流走作痛，寒为阴而主静，寒停不行，风湿附之，故痛处有定。风寒湿三气闭塞经络，若忽尖起，不红不痛，为溢饮，法当温中除湿。对于阳黄、阴黄，郑钦安则说黄为土之颜色，为湿热蒸动，土象外呈，故周身皮肤尽黄。阳黄是邪气从中气（太阴以阳明为中气）而化，阴黄是邪气从本（太阴以湿为本）而化。阳黄主以茵陈五苓散治之，阴黄主以附子理中汤加茵陈治之。

《医法圆通》有《太阴经用药图》《理中汤圆通应用法》两篇以论太阴经临床证治。《太阴经用药图》图中云："以腹满而吐、食不下、时腹自痛自利、不渴为提纲。理中丸，治霍乱吐泻，寒多不饮水者。"图下还有论述认为太阴病主方应为理中汤，而《伤寒论》太阴篇中的桂枝加芍药汤、桂枝加大黄汤皆是为太阳误治、邪陷于太阴而设，皆非太阴病主方。《理中汤圆通应用法》则有理中汤临床上的其中灵活运用，以说明理中汤的加减变通。

如以理中汤治疗吐血，郑钦安认为吐血多由中州脾土失运，阴血遂不归经，瘀滞闭塞清道，清阳不升，阴血僭上，以致吐血，而理中汤能调中州之气，中州健运而血自归经，故以理中汤治之。

又如以理中汤治疗四肢浮肿，郑钦安认为四肢属土，土虚则元气发泄，不能潜藏，故见四肢浮肿，而理中汤能温暖脾胃，脾胃有权而元气不致散漫，故以理中汤治之。

又如以理中汤治疗呃逆不休，郑钦安认为呃逆有寒有热，若属于胃寒者，理中汤能温中，中寒去而呃逆自止，故以理中汤治之。

5. 少阴经气化

少阴一经，郑钦安认为，"少阴之上，君火主之"，故少阴以热为本，少阴心与太阳小肠相表里，故少阴以太阳为中气，少阴为标。少阴病多由太阴传来，太阴客邪未罢，势必传于少阴，所以治少阴必兼治太阴，若全不见太阴证，而专见少阴证，则方可专治少阴。分证治疗上，少阴病则有经证、协火证、协水证之分。

少阴经证的临床特点是脉微细、但欲寐，其原理是因少阴病元阳亏虚，不交于阴，阴气虚弱，不交于阳。主治当以麻黄附子细辛汤，此用麻黄附子细辛汤不是为发汗，而是欲令阴阳交而水火合。郑钦安认为本方立法之奇，无过于此。少阴协火证则以病见心烦不眠、肌肤燥熯、小便短而咽中干为主要临床特征。其病因病机是因病人真阳素旺，客邪入而附之，即从阳化而为热，热甚则血液必亏，不能养心而心烦不眠，不能润泽而肌肤燥熯、小便短而咽中干。治法宜养阴以配阳，主以黄连阿胶汤分解其热、润泽其枯。少阴协水证则以病见目瞑倦卧、声低息短、少气懒言、身重恶汗、四肢逆冷为主要临床特点。其病因病机是因病人真阳素弱，客邪入于其中，即从阴化，阴气太盛，阳气欲绝，故见上述证候。治法宜回阳，阳旺则阴气自消，主以四逆汤等方。

《医法圆通》中有《少阴经用药图》《麻黄附子细辛汤四逆汤圆通应用法》两篇以论少阴经临床证治。《少阴经用药图》图中云："主方四逆汤治下利清谷、三阴厥逆、恶寒、脉沉而微者，此方主之（原文）。麻黄附子细辛汤治少阴病反发热、脉沉者，此方主之（原文）。以脉微细、但欲寐为提纲。"图下解四逆汤说，少阴乃水火交会之地，元气之根，人身立命之主，若病至于此，则元气衰极、剥至于根，而四逆汤是为专救这一点元气而设。郑钦安进一步还强调少阴肾中这一点元气（即真阳）能于全身彻上彻下，包罗天地。因此，四逆汤不独为少阴立法，上中下三部皆包罗其中，姜附实是立一身阳气之极。

《麻黄附子细辛汤四逆汤圆通应用法》则有麻黄附子细辛汤临床圆通应

用三条，四逆汤临床圆通应用更是多达二十三条。

如运用麻黄附子细辛汤治疗周身皮肤浮肿、内冷自重。郑钦安认为周身浮肿、内冷自重是因先天之阳衰于内，寒湿之邪内生，故见身重内冷。寒湿太盛，则真气不藏，散于周身，无阳以运化，故见浮肿。治疗以麻黄附子细辛汤温肾扶阳、祛阴逐寒。

又如以麻黄附子细辛汤治疗忿嚏（喷嚏）不止。郑钦安认为此因少阴受寒，麻黄附子细辛汤力能祛少阴之寒。

又如以麻黄附子细辛汤治疗腰痛难以转侧。郑钦安认为腰痛难以转侧是因肾不藏温，阴寒阻滞于内而致，而麻黄附子细辛汤能温经散寒。

由于郑钦安重视真阳，故其医书中，对四逆汤的临床运用相当广泛，仅《麻黄附子细辛汤四逆汤圆通应用法》一篇中即有二十三种用法。

如以四逆汤治疗头脑冷。郑钦安认为脑为元神之府，清阳聚会之处，之所以冷者，是因命门火衰，真气不能上充，而四逆汤能扶助先天真阳，真阳旺而气自上充。

又如以四逆汤治疗气喘痰鸣。郑钦安认为气喘痰鸣是因一点真气衰弱，不能镇纳浊阴之气，阴气上腾，渐干清道，故见痰鸣，而四逆汤能温下焦之阳，故能治之。

又如以四逆汤治疗舌黑唇焦、不渴、少神之症。郑钦安认为舌黑唇焦多因阳明胃火而作，此必定兼烦躁口渴饮冷等症，但本症舌黑唇焦却见不渴、少神，乃因真阳衰极，不能熏蒸津液于上。四逆汤能回先天之阳，阳气一回，津液复升，焦枯立愈。

又如以四逆汤治疗朝食暮吐、完谷不化。郑钦安认为饮食入胃，其运化之机，全在先天命门这一点真火，真火衰弱，不能腐熟水谷，而成完谷不化、朝食暮吐。四逆汤能补下焦命门之火，故能治之。

又如以四逆汤治疗头摇而面白少神。郑钦安说头摇一症，人皆认为因风而致，但本症头摇而面白少神，当因清阳不升，元气虚极，不能镇定所致。四逆汤能扶阳，真阳一旺，即能镇定上下四旁，故能治之。

又如以四逆汤治疗鼻涕如注而面白少神。郑钦安说鼻流涕一症原有外感、内伤的区别，而本症兼见面白少神，是因真阳衰于上，不能统摄在上之津液所致。四逆汤能扶坎中真阳，阳旺自能统纳，故能治之。

又如以四逆汤治疗发热、谵语而见无神、不渴症。郑钦安说发热谵语，世人皆认为是热伏于心，热扰心神，而致神无所主。但热伏于心应兼见精神不衰、口渴饮冷、小便短赤等症，而本症兼见症为无神、不渴，是为真阳衰极所致，发热是因阳越于外，谵语是因阴邪乘于心、神无所主。四逆汤能回阳，阳回则神安热退，故能治之。

凡此种种，足见郑钦安对少阴寒化证、真阳浮越证及四逆汤的重视程度，亦是其临床善用温热的依据所在。

6. 厥阴经气化

厥阴一经，因"厥阴之上，风气主之"，故认为厥阴以风为本。又因厥阴肝与少阳胆相表里，故厥阴以少阳为中气，厥阴为标。厥阴病亦有经证、纯阳证、纯阴证、寒热错杂证之分。

厥阴经证以"消渴，气上冲心，心中疼热，饥而不欲食，食则吐蛔，下之利不止"为主要临床特征。对于厥阴经证各临床证候的病因病机，郑钦安进行了分析论述。郑钦安认为，厥阴之木气，从下起而上合于手厥阴心包络，心包络主火，与厥阴风木风火相煽，故能消，火盛津枯，故见渴。包络为心之外垣，心包火动，故热气撞心、心中疼热。木气太盛，木凌脾土，土畏木克，故饥而不欲食。蛔虫禀厥阴风木所化，故吐蛔。木克土，脾土虚弱，若更下之，则下利不止。当以当归四逆汤、乌梅丸两方为主方。厥阴纯阳证则以"热深厥深，上攻而为喉痹，下攻而便脓血"为主要特点，其治疗，在上则以黄连、二冬、阿胶、鸡子清，在下则以黄连、二冬、阿胶、鸡子黄润燥救阴。厥阴纯阴证以目暝倦卧、身重懒言、四肢逆冷、爪甲青黑、腹痛拘急等为主要症状，缘由客邪入厥阴，不从中化，而从标化，标为至阴，客邪亦阴，故病见纯阴，治疗宜回阳，阳回则阴消。寒热错杂证乃标阴与中气同病，症以腹中急痛、吐利厥逆、心中烦热、频索冷饮、饮而即吐为主，法宜大剂回阳，少加黄连汁同服。

郑钦安

临证经验

一、阴阳辨证

郑钦安在《医理真传·原叙》中说："医学一途，不难于用药，而难于识证。亦不难于识证，而难于识阴阳。"阴阳辨证是中医辨证系统的总纲领，临床诊治疾病，当首先区分阴证、阳证，所谓万病不过阴阳两字。《素问·阴阳应象大论》说："善诊者，察色按脉，先别阴阳。"明代张介宾《景岳全书·传忠录》亦说："凡诊病施治，必须先审阴阳，乃医道之大纲。阴阳无谬，治焉有差？医道虽繁，而可以一言蔽之者，曰阴阳而已。"可见阴阳辨证的重要性。然而，临证医者要别阴阳却非容易，往往病情变化多端，真象、假象互见深藏，寒热混淆，阴阳难分。故历代医家对于如何辨识阴证、阳证积累了丰富的经验。

（一）阳虚证、阴虚证辨识法

郑钦安乃清末医学大家，临证最重阴阳，故在阴阳二证的辨识上积累了丰富的经验，尤其是在对阳虚证、阴虚证的辨识方面，在其著《医理真传》《医法圆通》中有丰富的阴阳辨证内容。其中《医理真传》全书四卷，而卷二即为"阳虚证问答"，卷一即为阴虚证问答，卷一又有《辨认一切阳虚证法》与《辨认一切阴虚证法》两篇，详细记录了阳虚证、阴虚证的辨识方法，颇为实用，主要内容如下：

1. 阳虚证辨识

郑钦安指出凡阳虚之人，阴气自然必盛。外虽现一切火症，近似实火，但需要仔细辨识。具体辨识方法：阳虚证，其人必面色唇口青白，无神，目瞑倦卧，声低息短，少气懒言，身重畏寒，口吐清水，饮食无味，舌青滑，或黑润青白色，淡黄润滑色，满口津液，不思水饮，即饮亦喜热汤，二便自利，脉浮空，细微无力，自汗，肢冷，爪甲青，腹痛囊缩，种种病形，皆是阳虚真面目。用药即当扶阳抑阴。除外，阳虚证又有近似实火的情况，如阳虚证有面赤如朱而似实火者；有脉极大劲如石者；有身大热者；有满口齿缝流血者；有气喘促、咳嗽痰涌者，有大、小便不利者。

2.阴虚证辨识

郑钦安指出，阴虚证皆缘火旺，火盛则伤血。他说凡阴虚之人，阳气自然必盛。外虽现一切阴象，近似阳虚证，但需要仔细辨识。具体辨识方法：阴虚证，其人必面目唇口红色，精神不倦，张目不眠，声音响亮，口臭气粗，身轻恶热，二便不利，口渴饮冷，舌苔干黄或黑黄，全无津液，芒刺满口，烦躁谵语，或潮热盗汗，干咳无痰，饮水不休，六脉长大有力，种种病形，皆是阴虚真面目。用药即当益阴以破阳，如仲景存阴、化阴、育阴、救阴诸法。此外，阴虚证亦有近似阳虚的情况，如阴虚证有脉伏不见或细如丝，而若阳虚极者；有四肢冷如冰，而若阳绝者；有忽然吐泻，大汗如阳脱者；有欲言不能，而若气夺者。

现将郑钦安《辨认一切阳虚证法》与《辨认一切阴虚证法》辨识阴虚证、阳虚证法总结如下：

从面唇颜色来辨：面色、唇口青白属阳虚；面目、唇口红色属阴虚。

从有神无神来辨：无神，目瞑倦卧属阳虚；精神不倦，张目不眠，甚烦躁谵语属阴虚。

从声音来辨：声低息短，少气懒言属阳虚；声音响亮属阴虚。

从身体轻重寒热来辨：身重畏寒属阳虚；身轻恶热属阴虚。

从饮食口味来辨：口吐清水，饮食无味属阳虚；口臭气粗属阴虚。

从干渴饮水来辨：不思水饮，即饮亦喜热汤属阳虚；口渴饮冷，甚饮水不休属阴虚。

从二便来辨：二便自利属阳虚；二便不利属阴虚。

从舌苔来辨：舌青滑，或黑润青白色，淡黄润滑色，满口津液属阳虚；舌苔干黄或黑黄，全无津液，芒刺满口属阴虚。

从脉象来辨：脉浮空，细微无力属阳虚；六脉长大有力属阴虚。

从出汗来辨：自汗属阳虚；潮热盗汗属阴虚。

其他症状：肢冷，爪甲青，腹痛囊缩属阳虚；干咳无痰属阴虚。

区分阴阳疑似证来说：阳虚证而见面赤如朱而似实火者；有脉极大劲如石者；有身大热者；有满口齿缝流血者；有气喘促、咳嗽痰涌者，有大、小便不利者。阴虚证而见脉伏不见或细如丝，而若阳虚极者；有四肢冷如冰，而若阳绝者；有忽然吐泻，大汗如阳脱者；有欲言不能，而若气夺者。

治法方面，阳虚证应扶阳抑阴，阴虚证应益阴破阳。

（二）阴阳认病捷要

除《医理真传·卷一》《辨认一切阳虚证法》与《辨认一切阴虚证法》两篇，集中论述阴虚证、阳虚证以外，《医理真传》卷四又有《认病捷要总诀》一篇，对临床近三十种病证的阴阳辨识进行了集中阐述，探讨了阴虚阳亢证、气有余实证与阳虚阴盛证、气不足虚证的辨识方法，具有提纲挈领之妙。现将此部分内容，撷其精华整理如下：

1. 辨发热

阴虚阳证（气有余实证）：发热身疼，不恶寒，舌黄而饮冷者，为热伤于里。小儿发热，气粗口热者，表里俱病，为内有热。

阳虚阴证（气不足虚证）：发热身疼，恶寒，口不渴者，为邪入少阴。素禀不足，无故身大热，舌青欲饮极热者，为元阳外越，亦有口不渴者，皆同。小儿发热出气微温，而口不热，小便清长，大便不实，素有疾者，为元气不固。

2. 辨疟疾

阴虚阳证（气有余实证）：一日一发而在上半日者，邪在三阳为病也。单热无寒，渴饮冷不休者，病在阳明也。

阳虚阴证（气不足虚证）：一日一发而在下半日者，邪在三阴为病也。单寒无热，欲饮热者，病在太阴也。

3. 辨鼓胀

阴虚阳证（气有余实证）：有胀而皮色如水晶，内无他病者，水气散于皮肤也。

阳虚阴证（气不足虚证）：腹胀而四肢不胀，舌青欲饮热者，阴邪伏于中而闭塞清道也。单四肢胀，而腹不胀者，脾阳不固，发散于四末也。有周身鼓胀，不渴不欲食者，元气涣散也。有胀而皮色如血者，阴乘于上而作也。

4. 辨积聚

阴虚阳证（气有余实证）：手不可近者，阳之积聚，由于气不活而血壅甚也。

阳虚阴证（气不足虚证）：喜揉按者，阴之积聚，由于阳不化阴也。

5. 辨痰饮

阴虚阳证（气有余实证）：痰黄而胶，喜生冷者，火旺而津枯也。痰臭、痰吐如丝不断，痰结如砂石者，皆由于阴亏火旺。

阳虚阴证（气不足虚证）：痰清而不胶者，胃阳不足以行水也。痰白、痰青、痰咸，皆由于阳不足。

6. 辨咳嗽

阴虚阳证（气有余实证）：咳而口干喜冷饮，二便不利者，肺为火逼也。干咳而无痰者，肺燥血虚也。

阳虚阴证（气不足虚证）：咳而身大热，喜极热汤，唇舌青白者，元阳外越，阴气上干清道也。咳而身如瓮中，欲饮热者，肺为寒痰闭塞也。咳而痰水如泉涌者，脾阳不运也。

7. 辨喘

阴虚阳证（气有余实证）：喘而发热、身疼者，寒邪闭塞肺窍也。

阳虚阴证（气不足虚证）：喘而不发热、身疼，舌青、二便自利者，元气上腾也。喘而身大热，面赤如朱，口不渴，唇、舌青、白者，元阳外越也。

8. 辨呕吐

阴虚阳证（气有余实证）：呕吐水谷，尚欲饮冷者，热隔于中也。呕吐身热头痛者，夹外感也。

阳虚阴证（气不足虚证）：呕吐而欲饮极热者，寒隔于中也。呕吐身大热而无外感，尚欲饮热者，脾阳外越也。

9. 辨霍乱

阴虚阳证（气有余实证）：腹痛吐泻交加，而欲饮水者，热隔于中，阻其阴阳交通之机也。

阳虚阴证（气不足虚证）：吐泻交加而欲饮热者，寒隔于中，阻其阴阳交通之机也。

10. 辨呃逆

阴虚阳证（气有余实证）：呃逆来饮水即止者，胃火上冲也。

阳虚阴证（气不足虚证）：呃逆来而欲极热饮者，阴邪上干清道也。

11. 辨痢症

阴虚阳证（气有余实证）：痢症不拘赤、白，舌黄、脉有神者，燥热为病也。若大热、舌黄，饮冷不休，日数十次者，胃热极也。痢疾初起，发热身疼脉浮者，外感也。

阳虚阴证（气不足虚证）：痢症红、白，脉无神而口不渴者，下焦阳衰，不能化下焦之精血也。痢症红、白，身大热而渴饮极热，或不渴而舌青滑者，元阳外越，而内无阳以化肠胃中之精血也。

12. 辨头痛

阴虚阳证（气有余实证）：头痛、身热、颈、背强痛者，风寒袭于太阳也。

阳虚阴证（气不足虚证）：头痛如裂，身无他苦，舌青、不渴，或身大热，或脉劲者，此皆元阳外越，暴脱之候，切忌发散，法宜收纳。

13. 辨耳目口鼻唇齿喉病

阴虚阳证（气有余实证）：各部肿痛，或发热，或不发热，脉息有神，舌黄、饮冷、二便短赤，精神饮食一切不衰者，气有余之症也。

阳虚阴证（气不足虚证）：各部肿痛，或发热，或不发热，脉息无神，脉浮大而空，或坚劲如石，唇、口、舌青白，津液满口，喜极热汤，二便自利，间有小便赤者，此皆为气不足之症，虽现肿痛火形，皆为阴盛逼阳之候。

14. 辨心痛

阴虚阳证（气有余实证）：心中气痛，面赤、舌黄、欲饮冷者，热邪犯于心包也。

阳虚阴证（气不足虚证）：心中气痛，面青、肢冷、舌滑、不渴者，寒邪直犯于心君，由君火衰极也。

15. 辨胸腹胁背腰肘胯膝痛肿

阴虚阳证（气有余实证）：各部肿与痛，而不喜手按者，或发热，或不发热，恶寒喜热，舌黄、便赤、脉息有神，乃为气血壅滞，皆有余之候。

阳虚阴证（气不足虚证）：各部或肿或痛，而喜手按者，或发热，或不发热，舌青喜热饮，二便清长，脉息无神，人困极者，乃阳衰不能运行，皆为不足之候。

16. 辨二便病

阴虚阳证（气有余实证）：二便不利，腹胀、烦躁、舌黄、饮冷，脉息有神者，乃阳邪闭结也。

阳虚阴证（气不足虚证）：二便不利，腹不满，人安静，口不渴，喜卧，脉息无神，舌青滑者，阴邪闭于下，由阳不足，不能化阴也。

17. 辨认脉法

气有余：所现浮、洪、长、大、实、数、紧之类。

气不足：所现沉、迟、细、微、虚、短、涩之类。

18. 辨认诸症法

气有余：所现脉息、声音、面色、饮食、起居，一切有神。

气不足：所现脉息、声音、面色、饮食、起居，一切无神。

19. 辨认疮法

气有余：所现红肿、高凸、痛甚、烦躁，人有神者，痈也。

气不足：所现皮色如常漫肿，不痛，人无神者，疽也。

20. 辨认痘法

气有余：所现痘色紫红，或夹斑疹，顶焦、唇红、便闭之类。

气不足：所现痘疮灰、陷、平塌、寒战、唇口青白、便利之类。

21. 辨认目疾法

气有余：所现红肿、痛胀、眵翳、障雾、赤脉、泪多、烦躁之类。

气不足：所现痛胀不甚，翳雾障膜虽多，不觉大苦之类。

22. 辨色法

气有余：所现色紫红，口唇如朱，烦躁不宁。

气不足：所现色滞暗，青白无神，唇口黑青。

23. 辨舌法

气有余：所现舌黄、干白、紫红、黑黄、纯干黑，烦躁，饮冷。

气不足：所现舌青滑，润黄、黑润、干黑色，或青中带黄，或黄中带白，黑而润，津液满口，其人安静，而喜热饮之类。

24. 辨口气

气有余：所现气粗，气出蒸手，出言厉壮之类。

气不足：所现气微、气短、气冷，出言微细之类。

25. 辨口流涎水

气有余：所现流涎不止，口热，思水饮者，胃火也。

气不足：所现流涎不止，口冷，思热汤者，胃寒也。

26. 辨二便

气有余：所现尿短赤黄红，粪鞭羊屎，极臭、极黄之类。

气不足：所现尿清长，间有黄者，粪溏，色白、色青之类。

27. 辨皮毛肌肤

气有余：所现皮干枯、皮粗、毛干枯、肌肤燥痒之类。

气不足：所现皮肉光润、毛泽，肌肤虽瘦，无燥痒之形。

28. 辨饮食

气有余：所现食多易消，善饥，喜饮汤水。

气不足：所现食少难消，反饱，喜硬食物。

29. 辨起居性情

气有余：所现身轻，喜动游，怒骂喜笑，狂叫之类。

气不足：所现身重，嗜卧，不言不语，愁闷忧思之类。

二、寸口一气六经脉诊

郑钦安在学术上强调明辨阴阳，重视人身阳气根本，并将其这一思想贯穿其临证理法方药之始终。在脉诊方面，郑钦安强调阴阳、气机等脉理大纲，以整体运动观思想指导其临证诊脉，具有鲜明的特色，不少内容颇具创见，如一气盈缩的脉诊宗旨，脉诊合参辨阴阳虚实，以及独特的"寸口六经部位分候法"等。其脉诊内容主要见于《医理真传》《切脉歌》《切脉约言》《三指说》《拙见解》《再解古脉说》《认病捷要总诀·辨认脉法》，《医法圆通》《辨脉切要》《切脉金针》及病证证治诸篇当中。本节就郑钦安脉诊思想讨论如下。

（一）一气盈缩为脉诊宗旨

《中藏经·脉要论》云："脉者，乃血气之先。"郑钦安亦承先贤而阐扬说："夫脉者，气与血浑而为一者也。"脉乃气血运行的通道，脉象的形成与气血的运行关系密切。而同时，气能载血，气行则血行，一般情况下，血行是否正常，多取决于气行，包括气的盛衰以及气机的顺畅与否。所以，在论脉理方面，郑钦安首先重视的是气在脉象形成中的重要因素。

郑钦安重视人体真阳，认为肾中真阳为阳气之根，一身之气皆源自于此肾中一线阳气，人身各处的生理、病理变化都与此一气运行息息相关，有此一气之根则有生机，故又称之为真气、元气、真元之气、一气。郑钦安说："夫人之所以奉生而不死者，惟赖有此先天一点真气耳。真气在一日，人即活一日，真气立刻亡，人亦立刻亡。故曰人活一口气。"郑钦安还认为一气出自肾中之后，流布全身，分为上、中、下三部，则为上、中、下三焦。根据流布过程中阳气之盛衰，则分为太阳、阳明、少阳、太阴、少阴、厥阴六经。进一步，全身脏腑、经络、气血、津液、官窍皆可归于此一气流行。《医理真传·阳虚证问答》总论中提出："但有形之躯壳，皆是一团死机，全赖这一团真气运用于中……水谷之气与先天之真气相依而行，周流上下四旁，真是无微不照者也。"作为气血通道的脉，自然便是此一气流行的场所，而脉象的盛衰，自然便与此一气的盛衰关系密切。郑钦安说："切脉一事，前贤无非借寸口动脉，以决人身气血之盛衰耳。"由于真气流布周身，一气贯通，升降鼓动，以成脉象，因此通过脉之大会的寸口部位，便可测知周身气机的情况，从而掌握周身脏腑经络的生理病理状态。

对于气血的测度，郑钦安的主要着眼点在于气血的盛衰，而气血的盛衰与否则取决于气的"盈"与"缩"，一气盈满则气血盛，一气缩减则气血衰。若脉象鼓动有力，如洪、大、长、实、浮、紧、数之类，则为气之盈，为气血盛，为太过，为气有余而火旺，治疗当平其有余之气，使一气流行平和，则脉亦平和。若脉象鼓动无力，如迟、微、沉、细、濡、弱、短、小之类，则为气之缩，为气血衰，为不及，为气不足而火衰，治疗当补其不足，使一气流行平和，则脉亦平和。以上两点，正是郑钦安基于明辨阴阳的大原则，为脉诊制订的一气盈缩两纲，通过此法，便可断脉之阴阳虚实，确有执简驭繁之妙。《医理真传·切脉约言》说："只此两法，为切脉用药至简、至便、至当、不易之总口诀也。后人未解得人活一口气之至理，未明得千万病形，都是这一个气字之盛衰为之。一味在后天五行生克上讲究，二十八脉上揣摩，究竟源头，这一点气机盈缩的宗旨，渐为诸脉所掩矣。"《医法圆通·切脉金针》云："一盈一缩，即阴阳旨归，万病绳墨。切脉知此，便易进步，便易认证，庶不为脉所囿矣。"脉象虽然千变万化，但总能在阴阳二字上求之，一气的盈缩便体现的是阴阳之理。故通过脉象，以一气盈缩便能测知气血之盛衰、太过与不及、有余与不足，这正是郑钦安脉法之根本宗旨，在其临证上多有体现。

（二）脉证合参辨阴阳虚实

郑钦安以一气盈缩之理，通过脉象盛衰判断人体的阴阳虚实，同时亦重视脉证合参。往往舍脉从证，或舍证从脉，以判定真寒假热或真热假寒，明辨阴阳虚实之真相。如《医法圆通·辨脉切要》指出浮脉主风，但浮脉不可一概定为风。洪、大、实、数、紧、滑主火、主热、主寒、主痰，但不可一概定为火、热、寒、痰。沉、迟、细、微、虚、弱为阴、为寒、为不足、为虚损，但亦不可一概定为阴、寒、不足、虚损。判断要点在于脉证合参。

如脉浮，同时见头身疼痛、发热恶风、自汗、鼻阻流涕，才可判断为风；若本内伤日久、元气将脱，而脉现浮象，则不可断为风。

脉洪、大、实、数，而同时病见恶热、烦躁、口渴饮冷、谵语、口臭气粗、二便闭塞，方可判定为火、为热；若内伤已久、元气将脱，而脉见极洪、极长、极实、极数、极劲者，则万不可判断为火热，是为阴极似阳、元气外越、真阳浮露之危候。

脉紧、滑，同时病见身疼、发热畏寒、吐痰不休之类，方可判断为寒、为痰；若内伤已久、元气将脱，则不可判定寒、痰实证，多可能因阳虚生寒、肾水上泛所致。

脉沉、迟、细、微、虚、弱，同时病见面白唇青、少气懒言、困倦嗜卧之类，方可断定为虚寒、不足、阴阳两伤；若为外邪深入，闭阻清道，阳气为邪热郁结所伏，不达四末，而脉见沉、迟、细、微、虚、弱者，是阳伏于内、阳极似阴，万不可断定为虚寒不足。

《医法圆通·切脉金针》中总结说，果真病情与脉相符，则为脉与病合，可依脉所见有余、不足之象而施治；若病情与脉象不符，现有余、不足的极端之象，则勿为脉象所惑，此时应舍弃脉象、从其病治，补不足而损有余。郑钦安于临床证治当中，常常示以舍脉从证或舍证从脉之规范。如辨治气喘一证，若患者久病气喘，而见脉劲，郑钦安认为此为阳竭于上、旦夕死亡之危候，急应回阳固脱，切不可见脉劲有力便判断为火，予滋阴降火则误。又如吐血而见脉来洪大，郑钦安认为此亦阳竭于上之危候，不可认定属火。又如虚劳已极之人，脉象沉细方为其本相，若见洪大细数，或弦，或紧，或劲，或如击石，或如粗绳，或如雀啄、釜沸，皆为危急之候。因此，临证之中，需脉证合参，方可明辨虚实阴阳，不可执脉一端而草率行事。正如郑钦安所言："脉无定体，认证为要，阴阳内外，辨察宜清。虽二十八脉之详分，亦不过资顾问已耳。学者苟能识得此中变化，便不为脉所囿矣。"总之，郑钦安认为二十八脉均为脉之名相，其目的在于明辨阴阳，归根结底，实质只有阴阳二脉。阴阳认证准确，才不会为繁琐的脉象分类所囿。

（三）寸口六经部位分候法

前人认为，寸口脉左右手寸关尺共六部分属一定的脏腑，可以分候相应脏腑的病变。六部脉与脏腑的配属，历代说法不一。《难经》以左寸候心、小肠，左关候肝、胆，左尺候肾、膀胱；右寸候肺、大肠，右关候脾、胃，右尺候肾、命门。《脉经》与《难经》基本相同，唯右尺以候肾、三焦。《景岳全书》以左寸候心、心包络，左关候肝胆，左尺候肾、膀胱、大肠；右寸候肺、膻中，右关候脾、胃，右寸候肾、三焦、命门、小肠。

郑钦安指出以上脏腑部位分候法的机理是将一气分为天、地、水三气，脏腑经络分居于上、中、下三部，上以候上、下以候下而得出的。心肺居于膈膜之上，法天，故配之于上，即寸部；脾胃居膈膜下至脐，法地，为上下之枢机，故配之于中，即关部；肝肾居脐下，法水，故配之于下，即尺部。但郑钦安同时表示了对以上寸口六部脏腑分属部位的怀疑。他指出以上候法"理实可从"，但却与仲景伤寒六经不符，导致医家使用《伤寒论》方无有实据。且提出六部脏腑分属还存在一些问题，如肝布于左，肺布于右，肝居于左关，肺居右寸，却不居于右关；又如人身阴阳二气本为合一，并行而充塞周身上下四旁，有医家却以左尺候肾之元阴，右尺候肾之元阳，分隔了阴阳二气，阳气何以行右不行左？阴气何以行左不行右？郑钦安认为这是不明阴阳气机出入之道，混淆了阴阳之理。故此，郑钦安根据一气流行、阴阳气机出入、伤寒六经之理，提出了关于寸口诊脉配属部位的新见解，即"寸口六经部位分候法"。

郑钦安认为人身之所以有生机，全凭一团真气的运行周流，太阳、阳明、少阳、太阴、少阴、厥阴六经即是一气流布人身不同状态的六个阶段。六经源自一气，一气发动于坎宫，十二时辰中即是子时，之后次第经太阳、阳明、少阳、太阴、少阴、厥阴六步流布全身，昼夜循环，周而复始。六经本为一气，根据真气运行不同阶段盛衰的不同，即分作六经，真气行于太阳则一阳气足，行于阳明则二阳气足，行于少阳则三阳气足，行于太阴则真气衰一分、阴气旺一分，行于少阴则真气衰二分、阴气旺二分，行于厥阴则真气衰三分、阴气旺三分。如此则六经一气贯通，六经可以从真气盛衰、流布情况来进行一一辨识。

"寸口六经部位分候法"是以左右手寸口脉气浑为一体，以一气流行出入视之。左右固分阴阳，其实混为一气，不分为两道。不过真气运行，亦有先从左而后及于右，从右而后及于左者。左手属于三阳，为三阳用事，阳在外而阴在内，故左手以浮取三阳，沉取三阴；右手属于三阴，为三阴用事，阴在外而阳在内，故右手以浮取三阴，沉取三阳。是以浮沉分别阴阳。再据《医法圆通·气机循环图》所示，呼气则真气出于三阳，自下太阳始，至中阳明，至上少阳出为尽；吸气则真气入于三阴，自上太阴入，至中少阴，至下厥阴入为尽。真气根于下，出于下，亦入归于下。故下尺以候太阳之出，厥阴之入；中关以候阳明、少阴；上尺以候少阳、太阴。六经再分配脏腑，结合前所云左右手浮沉分候三阴三阳，"寸口六经部位分候法"即是：左手三关浮取、右手三关沉取以候三阳，尺为足太阳膀胱、手太阳小肠，关为足阳明胃、手阳明大肠，寸为足少阳胆、手少阳三焦；左手三关沉取、右手三关浮取以候三阴，寸为手太阴肺、足太阴脾，关为手少阴心、足少阴肾，尺为手厥阴心包络、足厥阴肝。如此，六经皆在寸口之间，诊察寸口即可知六经之盛衰。郑钦安"寸口六经部位分候法"不同于历代寸口脏腑部位分属法，有其独特之处，因其以一气流行、阴阳出入、六经循环为理论基础，故与伤寒六经气化之理联系紧密，可以更好地指导《伤寒论》经方的运用。

郑钦安"寸口六经部位分候法"

真元一气流行

	左手		右手	
	浮取 （三阳）	沉取 （三阴）	浮取 （三阴）	沉取 （三阳）
寸	足少阳胆 手少阳三焦 （少阳）	手太阴肺 足太阴脾 （太阴）	手太阴肺 足太阴脾 （太阴）	足少阳胆 手少阳三焦 （少阳）
关	足阳明胃 手阳明大肠 （阳明）	手少阴心 足少阴肾 （少阴）	手少阴心 足少阴肾 （少阴）	足阳明胃 手阳明大肠 （阳明）
尺	足太阳膀胱 手太阳小肠 （太阳）	手厥阴心包络 足厥阴肝 （厥阴）	手厥阴心包络 足厥阴肝 （厥阴）	足太阳膀胱 手太阳小肠 （太阳）

郑钦安脉诊心法特色鲜明，以真元一气流行为脉理基础，一气之盈缩为诊脉要旨，主张脉证合参，并提出了独特的"寸口六经部位分候法"，可明辨阴阳，诊察元气盛衰，指导《伤寒论》经方的临床运用。整理郑钦安脉诊思想，对于从整体上认识郑钦安学术思想和临床经验，以及促进中医脉诊理论的研究方面，都具有较为重要的意义。

三、治法特点

（一）益火消阴

郑钦安十分强调辨识阴阳，指出万病不出阴阳二字，医者临证若不将阴阳两纲辨识清楚，动手便错。阴阳两纲之中，郑钦安针对当时市习滥用寒凉之偏，提出要重视阳虚证的证治。学者初读郑钦安《医理真传》《医法圆通》两书时，初步印象便是郑钦安处处都在强调温阳、补火、消阴，似乎郑钦安于阴阳一途十分偏激，不愧为"郑火神"。但是实际细读郑钦安医书，对于寒凉一法，郑钦安并未偏废，《医理真传》一书临证部分分为"阳虚证问答"与"阴虚证问答"两大部分，其中"阴虚证"问答几乎通篇都是在讲寒凉补阴治法，郑钦安医书只不过是对温阳补火消阴等治法强调较多而已，这实与当时市习滥用寒凉的现象有关。因此郑钦安医书强调温阳补火消阴，很大程度上是为棒喝时医之偏见。在这种纠偏的行医过程中，注定名医郑钦安会在阳虚证证治与温阳补火消阴治法积累更多的经验，成为温阳一脉的代表医家。所以可以说，郑钦安并非偏执温阳，而是善用温阳。

郑钦安对于温阳法的应用突出的特点又表现在益火以消阴的学说之上。其益火以消阴的治法溯其根源，源自唐代王冰"益火之源，以消阴翳"说。正如前文所论，郑钦安十分重视人身真阳，认为人身真阳是一身阳气之根，有阳则生，无阳则死。若真阳受损，阳气虚弱，则不能镇摄群阴，一线之元阳欲绝，阴邪群起。因此在治法之上，当以姜、桂、附等辛温回阳之品大补真火，以拯一线元阳，真火补足，阴邪自然消散。这就是郑钦安临证益火消阴治法的根本原理。

《医法圆通》有《益火之源以消阴翳辨解》一篇，指出益火消阴当以姜、桂、附等品及四逆、白通等方为主，反对以阳八味（八味丸）益火消阴的一般见解，这又是郑钦安临证的一大特色。篇中说："前贤云：益火之源，以消阴翳，阳八味是也。此方此语相传已久，市医莫不奉为准绳，未有几个窥透破绽，予不能无疑也。疑者何？疑方药之不与命名相符。既云益火之源，以消阴翳，必是在扶助坎中一点真气上说，真气一衰，群阴四起，故曰阴翳。真气一旺，阴邪即灭，故曰益火。方中桂、附二物，力能扶坎中真阳，用此便合圣经，何得又用熟地、枣皮之滋阴，丹皮之泻火，山药、茯苓、泽泻之甘淡养阴则利水乎？推其意也，以为桂、附之辛热属火，降少升多，不能直趋于下，故借此熟地、枣皮沉重收敛之品，而使其趋下。又以丹皮之苦寒助之，更以苓、泽利水，使阴邪由下而出。似为有理，独不思仲景治少阴病，四肢厥逆，腹痛囊缩，爪黑唇青，大汗淋漓，满身全是阴翳，何不重用此熟地、枣皮、丹皮、苓、泽之品，而独重用姜、附、草三味起死回生，其功迅速。由此观之，仲景之白通、四逆，实益火之源，以消阴翳者也。"郑钦安于此实质是强调阳虚一证，真阳大损，当以姜、桂、附单刀直入补火以消阴，反对杂合阴柔之品。其重点在于阴翳的理解之上，郑钦安引出少阴病四逆汤证"四肢厥逆，腹痛囊缩，爪黑唇青，大汗淋漓"的例子，指出此证即是火衰而导致"满身全是阴翳"，故可知，郑钦安所指出的益火消阴是针对的阳虚重证，损及真阳，阳虚欲脱者，以少阴病四逆汤证为代表。当此之时，真阳欲脱，全身阴邪为盛，即现阳虚阴证诸候，只当大补真火，回阳救逆。阳回阴消，便是益火消阴机理。

　　郑钦安长于温阳，擅用姜、桂、附，但并非一味滥用，其运用是针对的阳虚证候，并有其辨识标准和依据。《医理真传》有《辨认一切阳虚证法》一篇以探讨温阳补火法运用的适应证。郑钦安说："凡阳虚之人，阴气自然必盛。外虽现一切火症，近似实火，俱当以此法辨之，万无一失。阳虚病，其人必面色唇口青白，无神，目瞑，倦卧，声低，息短，少气，懒言，身重，畏寒，口吐清水，饮食无味，舌清滑或黑润青白色，淡黄润滑色，满口津液，不思水饮，即饮亦喜热汤，二便自利，脉浮空，细微无力，自汗肢冷，爪甲青，腹痛囊缩，种种病形，皆是阳虚的真面目。用药即当扶阳抑阴。"这是典型的阳虚证候，临证不难辨识，然又有阴极似阳、真寒假热之证，由于假象重重，更加难以辨识。郑钦安于此多有深入，进一步将其"真相"指出："然（阳虚）亦有近似实火处，又当指陈。阳虚证有面赤如朱而似火者，有脉极大，劲如石者。有身大热者，有满口齿缝流血者。有气喘促，咳嗽痰涌者。有大小便不利者。"这些假热证候实质皆是阳虚重证，以致虚阳外越、元阳暴脱所致。由此，郑钦安在书中将阳虚证情层层剥离，详解分解，在《医理真传·阳虚证问答》中列出了二十余篇益火消阴法的阳虚适应证候。

（二）潜阳归肾

郑钦安重视人身真阳。在其著作中，大篇幅地论证了真阳宜潜宜藏的特性和真阳腾越是阳虚阴证中心病机的观点。郑钦安根据这些观点，提出了潜阳归肾等治疗法则。综观他所述的诸多病证，可以发现其治疗大多都主潜阳归肾、回纳元气。这是基于真阳以潜藏为顺的生理特性，并符合真阳腾越的基本病机。郑钦安在《医理真传》中云："三阴之方，以温中收纳，回阳降逆，封固为要。"同时又说："真火伏藏，命根永固，又得重生也。"其《医法圆通》中也反复强调"以回阳收纳为要"。他在著作中提出的潜阳、封髓、回阳、纳气、归肾、归根、沉潜、镇纳、收纳等诸多治法，其实都是名异而实同，目的都在于潜其真阳，归纳于肾，恢复真阳的潜纳。归结起来，便是"潜阳归肾"这一核心治法。《医理真传·君相二火解》云："凡见阴气上腾诸症，不必延至脱时而始用回阳，务见机于早，即以回阳镇纳诸方投之，方不至酿成脱证之候矣。"郑钦安是主张阴证早期亦要运用潜阳归肾之法的，故可知其潜阳归肾法运用之广泛。在《医理真传》"头面忽浮肿""眼中常见五彩光华""两耳心忽痒极欲死"等症状以及《医法圆通》中心病不安、头痛、目病、耳病肿痛、喉蛾等病证中，郑钦安都着重阐述了真阳腾越的病机，力主运用潜阳归肾之法。由此，郑钦安为什么善用姜、桂、附等热药的问题，也就迎刃而解了。他对姜、桂、附的运用都是对潜阳归肾法的体现，乃是紧扣病机的。

郑钦安不仅提出了独特的"真阳学说"与"潜阳归肾"的治法，而且对"潜阳归肾"法的具体运用也颇有特色，可谓是心法圆通、匠心独具，大致有如下特点和思路：第一，温阳消阴，真阳自返。郑钦安认为，阳虚之人，群阴必然即起，阴气太盛则逼出元气真阳。《医法圆通·益火之源以消阴翳辨解》中说："真气一衰，群阴四起，故曰阴翳；真气一旺，阴邪即灭，故曰益火……仲景之白通、四逆，实益火之源以消阴翳者也。"郑钦安自云所用诸方，皆从仲景四逆一方搜出。姜、桂、附诸药温阳而消阴，特别是附子能补坎中真阳，阴气消尽，太空为之廓廓，则真阳自返。故郑钦安善用姜、桂、附，由此可见。第二，纳气归肾，收潜真阳。郑钦安常用潜阳丹、封髓丹诸方，云是纳气归肾之法。其中尤其盛赞砂仁一味，两方皆用之，他认为砂仁辛温能纳五脏之气而归肾。郑钦安对潜阳、封髓的运用颇具匠心，正是对"真阳学说"与"潜阳归肾"法的高度发挥。第三，通阳化气，龙藏雨止。针对肾气不藏，真阳不能镇纳诸阴，而肾水泛溢者，郑钦安主用通阳化气之法，方如桂苓术甘汤。郑钦安认为桂枝能化膀胱之气，通坎中之阳。阳气通而水邪散，水与真阳俱自下行，为龙行治水之象，阳通则肾化气行水，真阳易于潜纳。第四，交通阴阳，开其道路。真阳潜于水中，蒸腾气化则水火升降。郑钦安常用白通汤、封髓丹、桂枝龙牡汤之类交济阴阳。《素问·生气通天论》云："阳不胜其阴，则五脏气争，九窍不通。"故阴阳交济而水火升降，上下交通，则腾越之真阳返归肾位的窍路气道畅通无阻，方得顺势潜藏，易潜易纳，导入肾中。郑钦安解白通汤云："葱白一物能引离中之阴，下交于肾，生附子又能启水中之阳，上交于心，阴阳交媾，而水火互根矣。"郑钦安又针对此理制补坎益离丹，升降水火，交接心肾，潜纳真阳。第五，补土覆火，封固其阳。这是郑钦安"真阳以土封固"理论的具体运用。他主张以干姜、甘草、砂半理中汤之类温补中阳，培中宫之气，即大补其土以伏火，火得覆而气潜藏，气潜藏而水亦归其宅。郑钦安这种以土封固中阳而潜阳归肾的理论，可谓真知灼见，斯得水土合德之妙也！

（三）寒凉补阴

正如前文所述，郑钦安善用温阳益火消阴，但是并不偏废寒凉之法，其《医理真传·阴虚证问答》便为寒凉养阴之专篇。郑钦安重视阴阳两纲，将疾病判为阳虚证、阴虚证两端。但其所说的阴虚证是从《伤寒论》方药角度出发运用寒凉邪火养阴法所适应的阴虚阳证，与一般所说的阴虚证有所区别。通常所说的阴虚证一般强调的是津液精血等阴液亏少，滋润濡养功能减退，无以制阳。而郑钦安所说的阴虚证实际是与阳虚证相对应的阳亢证，以邪火内生、阳亢伤及阴液为主要特征，矛盾的重点与一般的阴虚证不同。因此，郑钦安学说才会在此基础上派生出寒凉泻火以养阴的独特思想。

郑钦安在《医法圆通·壮水之主以制阳光辨解》一篇中对其寒凉补阴治法的机理进行了探讨，他说："前贤云：壮水之主，以制阳光，六味丸是也。此方此说，相传有年，举世宗之而不疑，群医用之而不辨，予不能无说也。窃思此方，必是为邪火伤阴立说，并不是言坎中阳旺立说。今人动云阴虚火旺。阴虚便说是肾水虚。火旺便说是肾火旺。统以六味丸治之，其蒙蔽有年矣。予特辨而明之。阴者，水也。阳者，火也。水火互为其根，合而为一，不可分为二也。水从火里生来，故曰天一生水。阳旺一分，阴即旺一分；阳衰一分，阴即衰一分。试问阴虚火旺何来？所谓制阳光者，明是教人泻邪火也。邪火始能伤阴，真火实能生阴，此邪正关键，用药攸分区处，岂堪混淆莫辨。要知邪火窃发，无论在于何处，皆能伤血，即以三黄、白虎、承气，与此六味丸，按定轻重治之，皆是的对妙法。今人不明阴阳一气，不明邪正机关，专以此方滋肾中之元阴，泻肾中之元阳，实属不通。"郑钦安指出邪火始能伤阴，真火实能生阴，认为壮水之主以制阳光即是泻邪火。

如《医理真传·阴虚证问答》中"头脑独发热，心烦热，小便短赤，咽干者，何故？"此条。郑钦安认为其病机是心热移于小肠，小肠热移于肾，小肠血液为热所灼，肾水为邪火所扰，不能启真水上腾。其实实热是主要矛盾，阴虚是次要矛盾。故其治疗"法宜清热养阴，降火为主，方用导赤散"。又如"问曰：鼻尖红肿，上牙龈肿痛，大便不利，烦躁谵语，口渴饮冷者，何故？"一条。郑钦安认为其机理是元阴不足于胃，胃火旺盛，阴血衰甚。为元阴不足在先，而火内生，火生太烈，又反伤其阴血。故其治疗"法宜泻火救阴为主，方用大承气汤主之。"又如"问曰：大肠脱出数寸，肛门如火，气粗而喘，欲饮冷者，何故"一条。郑钦安认为其机理是为元阴不足于肺，肺火旺，而大肠之火亦旺，火上逼肺故喘，火下逼肠故肛出。故治疗"宜滋阴泻火，方用大黄黄连泻心汤，或葛根黄连黄芩汤亦可"。郑钦安将诸条皆断为元阴不足、邪火太盛，而需泻火养阴，但其选方用药之中却少用传统所谓的补阴药，而多用苦寒泻火为主，个中原因在于郑钦安所言的阴虚证实则多是阳亢证、实火证，邪火不灭而见阴液受伤，此时只需直折火势，邪火灭而元阴得救，故方有寒凉养阴之法。

《医理真传》中有《辨认一切阴虚证法》一篇可为上论之佐证。篇中说："凡阴虚之人，阳气自然必盛。外虽现一切阴象，近似阳虚证，俱当以此法辨之，万无一失。阴虚病，其人必面目唇口红色，精神不倦，张目不眠，声音响亮，口臭气粗，身轻恶热，二便不利，口渴饮冷，舌苔干黄或黑黄，全无津液，芒刺满口，烦躁谵语；或潮热盗汗，干咳无痰，饮水不休，六脉长大有力，种种病形，皆是阴虚的真面目，用药即当益阴以破阳。然亦有近似阳虚者，历指数端。阴虚证，有脉伏不见，或细如丝，而若阳虚极者，有四肢冷如冰，而若阳绝者，有忽然吐泻，大汗如阳脱者，有欲言不能，而若气夺者。此处不过具其一二，余于阴虚证作有问答数十条，反复推明，细玩便知。"从本篇亦可得之，郑钦安所言阴虚其实是阳盛伤阴证，方才有篇中所言各种证情。从此方能明了其寒凉泻火以养阴的各种原理。

四、方药特点

郑钦安崇尚伤寒之学，在临证之中，主要以《伤寒论》经方为主，少用时方，承袭《伤寒论》经方药用精当、药简效宏的特点，继承发扬了张仲景《伤寒论》"温扶阳气"大法，尤其重视伤寒"少阴病"诸方。从《医理真传》《医法圆通》两部医书看，郑钦安治疗阴证主要以四逆汤、白通汤、麻黄附子细辛汤、附子甘草汤、干姜甘草汤、理中汤、附子理中汤、苓桂术甘汤等为主。治疗阳证则以白虎汤、大承气汤、小承气汤、调胃承气汤、葛根黄芩黄连汤、大黄黄连泻心汤等为主。是为典型的经方家。亦有少量的自制方剂，但亦仿《伤寒论》经方为法度，如补坎益离丹、潜阳丹、姜附茯半汤等。

补坎益离丹乃郑钦安自创治疗心阳虚的一张方剂，由附子八钱、桂心八钱、蛤粉五钱、炙甘草四钱、生姜五片等五味药组成。郑钦安认为本方能补先天之火以壮君火，能调和心、肾、脾胃上下枢机，药品虽少，而三气同调。这是对《伤寒论》方、《伤寒论》法的高度发挥，由经方加减进退而来。正如郑钦安自己所说："把这病之阴阳实据，与夫药性之阴阳实据，握之在手，随拈一二味，皆能获效。"又如郑钦安自创的潜阳丹，方含西砂一两（姜汁炒）、附子八钱、龟板二钱、甘草五钱等四味药，是在《伤寒论》甘草附子汤或四逆汤的基础上加砂仁、龟板而成，是为纳气归肾法所创。附子能补真火，砂仁能宣中宫一切阴邪而纳气，龟板能通阴助阳，甘草能补中伏火。又如郑钦安自创的姜附茯半汤，该方由生姜二两、附子一两、茯苓八钱、半夏七钱四味药组成，功能回阳降逆、行水化痰。郑钦安自解姜附茯半汤说："生姜辛散，宣散壅滞之寒；附子性烈纯阳，可救先天之火种，真火复盛，阴寒之气立消；佐茯苓健脾行水，水者痰之本也，水去而痰自不作；况又得半夏之降逆化痰，痰涎化尽，则向之压于舌本者解矣。清道无滞，则四肢之气机复运，而伸举自不难矣。"可见，郑钦安自制方完全是在灵活掌握《伤寒论》方、《伤寒论》法的基础上化裁而来。因此，此类自制方虽非《伤寒论》方，却是深得《伤寒论》法，以致学者一见方药，便能知出自《伤寒论》。

　　对于后世时方，郑钦安也未一味偏废。他在《医法圆通·用药弊端说》中说："时方如四君、六君、四物、八珍、十全、归脾、补中、六味、九味、阴八、阳八、左归、右归、参苏、五积、平胃、柴苓、逍遥、败毒等方，从中随证加减，亦多获效。大抵利于轻浅之疾，而病之深重者，万难获效。"认为时方加减亦能获效，只是病情深重者还是需要以经方独取。除外，如封髓丹也为郑钦安所常用。

　　用药方面，郑钦安又号"姜附先生"，临证方面非常善于运用附子、干姜、肉桂、桂枝等辛温药物。郑钦安认为附子能补先天之下阳，即真阳；干姜能补后天之中阳，即脾阳。附子能温阳回阳，犹如一团烈火，能回人身阳气于真火欲绝之时；干姜辛温而散，能扫荡阴邪，阴邪尽则真阳归于下元，补土覆火而性命复立，真火伏藏而命根永固。因此，在《医理真传》"阳虚证治"与《医法圆通》中对附子、干姜的运用非常广泛。学者需要注意的是，郑钦安对附子、干姜的运用是基于其真阳学说与万病一气学说的，并非一味滥用。但现代研究者，一提到郑钦安学说，则一味偏重于附子、干姜，大多没有深入探究郑钦安运用附子、干姜的机理与心法，造成学术界一些争议和不良影响。没有从根本上把握郑钦安学说，只看到一些表现，学得一些皮毛。

　　因此，本章系统总结了郑钦安的遣方用药经验，包括其对经方及少部分经典时方、自拟方的认识与运用，按照郑钦安所倡导的"识得阴阳二字"，将其常用的四十七首方分为辛温类方、寒凉类方两大类。与既往郑钦安研究的有所不同的是，既往探讨郑钦安学说，对其附子的运用凸显在一个最重要的位置，反复宣说附子神奇功用，极易误导学者滥用附子。本次整理全以郑钦安寒温临证法度运用为重，重点突出其阴阳辨证、真阳学说、万病一起说，晓其理才能明其用。故将附子、干姜等用药经验分散于辛温类方、寒凉类方各方解之中，以期学者明白郑钦安不仅有辛温回阳心法，也同样也有寒凉养阴的经验，尽力淡化一味夸大附子功用的偏弊，真正学习郑钦安"识得阴阳二字"的临证思想，不偏不倚学钦安。

本章将郑钦安对经方及少部分经典时方、自拟方的认识与运用讨论如下，共计 47 首。

（一）辛温类方

本小节探讨郑钦安常用的辛温类方，所选方剂主要出自郑钦安《医理真传》"阳虚证治"部分，少部分采撷自《医法圆通》。所选方剂大多以辛温之品为治。

1. 桂枝汤

组成：桂枝九钱，白芍六钱，甘草六钱，生姜九钱，大枣十二枚。

功用：协和营卫。

主治：营卫不和。恶风，发热，头项强痛，自汗。

方解：桂枝汤乃《伤寒论》名方，《伤寒论》原方用量为桂枝三两、芍药三两、炙甘草二两、生姜三两、大枣十二枚。郑钦安《医理真传》中将用量改为桂枝九钱、白芍六钱、甘草六钱、生姜九钱、大枣十二枚，桂枝、白芍用量比例由原书的 1∶1 改为 3∶2，不仅加大了桂枝的用量比例，生姜的用量比例亦大于白芍。桂枝解肌发表而温通经络，生姜亦辛散宣通，故《医理真传》桂枝汤通阳温散之力更强。

对于方义，郑钦安指出桂枝汤为协和营卫的方剂。方中桂枝辛温，能化太阳之气；生姜辛散，能宣一切闭滞气机。桂枝与生姜同用，皆为辛温之品，同气相求，合甘草之甘，辛甘化阳，能调畅周身阳气。阳气既化，恐阴不与阳俱化，而邪亦未必遽出。故又以芍药之苦平，大枣之甘平，苦与甘合，苦甘化阴，以调周身之阴液。大枣、甘草又可和中。如此，辛甘化阳、苦甘化阴，阴阳合化，协于中和，阴阳二气流通，自然无滞机，营卫协和而病愈。并说仲景桂枝汤原方更加粥以助之，一是取水谷之精以为汗，一是壮正气而胜邪气。

郑钦安医著《医法圆通》中还有关于桂枝汤的圆通应用法，实则为数条桂枝汤医案，确可师法，其内容如下：

一治通身寒冷。寒为太阳之本气，今见通体恶寒，是邪犯太阳之本气也。桂枝汤能扶太阳之气，故治之而愈。

一治小儿角弓反张，手足抽掣。太阳行身之背，因风中于背，太阳之经气不舒，经气卒闭，故见角弓反张。桂枝汤力能宣太阳之风邪，故治之而愈。

一治脑后生疮。脑后者，太阳经脉之所贯注者也。风寒之邪逆于脑后，抑郁而成疮。桂枝汤宣散太阳之邪，故治之而愈。

一治周身皮肤作痒，时而恶风。周身毛窍乃太阳寒水气化出路，风寒之邪外干而不得入，逆于皮肤，抑郁生热，故周身作痒。桂枝汤能宣太阳抑郁之气，故治之而愈。

一治足跟痛，痛彻腰股。足跟与腰背，皆太阳经循行之道，因寒客之，邪闭之，故见以上病形。桂枝汤力能输太阳之气，故治之而愈。

一治小儿两腮肿，发热恶风。夫两腮近耳下，乃少阳阳明地面，似不可与桂枝汤，今竟以此方治之而愈者，因其发热恶风，知太阳之邪逆于此也。

一治小儿发热痘出。盖痘本胎毒，欲出于外，必得太阳真气鼓动，方能引痘外出。桂枝汤扶助太阳之气，气伸而毒尽越于外，不遗于内，故此方又能治痘也。

一治妇人妊娠恶阻。妇人初妊，经气卒然不舒，营卫之气不畅，故见恶阻。桂枝汤能宣营卫，协和阴阳，故治之而愈。

一治发热恶风、下痢，日数十次。风邪犯于太阳，则表气不通，表气不通，则里气不顺，邪陷于下，故见下痢。桂枝汤宣风外出，表气顺则太阳之气升而不陷，故痫可愈。

2. 麻黄汤

组成：麻黄六钱，桂枝三钱，杏仁二钱，甘草二钱。

功用：发汗解表，辛温宣散。

主治：寒伤太阳营分，邪在肤表，表气不通。恶寒（《医理真传》作"畏寒"），发热，头项强痛，无汗。

方解：《伤寒论》原麻黄汤的用量为麻黄三两、桂枝二两、炙甘草一两、杏仁七十个，麻黄、桂枝之比为3：2。而郑钦安《医理真传》麻黄汤麻黄用六钱、桂枝用三钱，麻黄、桂枝之比为2：1，并降低杏仁用量。桂枝重用长于通阳，轻用长于辛温宣散。麻黄味辛发散，发汗解表之力雄壮，故《医理真传》麻黄汤长于辛散发汗。

对于方义，郑钦安指出麻黄汤为发汗之峻剂，主治寒伤太阳营分、邪在肤表，表气不通的病机较桂枝汤证更为严重。方中以麻黄为君药，其性轻清，大开皮毛，皮毛大开则邪有出路。恐邪不即出，故以杏仁二钱以疏利肺卫表膝气机，气机得利，邪气自然不敢久停。又以甘草和中以助正气，佐桂枝从肌膝以达肤表。寒邪得桂枝辛温，邪势不能不散，遂从肤表以达肌膝而出。仲景原方没有像桂枝汤一样需要服粥，其原因是恐助麻黄而发汗太过。

3. 建中汤

组成：桂枝九钱，白芍六钱，炙甘草六钱，生姜九钱，大枣十二枚，饴糖五钱，附子三钱。

功用：温中补虚，和里缓急，扶阳消阴。

主治：主治阳虚之总方。郑钦安言本方加减化裁可治百十余种阳虚证候。

方解：郑钦安《医理真传》建中汤乃从《伤寒论》小建中汤（桂枝三

两、炙甘草二两、大枣十二枚、芍药六两、生姜三两、饴糖一升）加减化裁而来。相对于《伤寒论》小建中汤，本方加大了桂枝、生姜的用量比例，桂枝、白芍的用量比例由小建中汤的 1：2 反为 3：2，桂枝用量重于白芍，生姜用量则等于桂枝，又加附子三钱，而甘润缓急的饴糖用量较小。实际为《医理真传》桂枝汤直接加饴糖五钱、附子三钱而成。故本方温阳的力量强于小建中汤。小建中汤是补虚中少佐温阳，苦甘中少佐辛甘；而郑钦安建中汤是温阳中少佐补虚，辛甘中少佐苦甘，从而翻为温阳为主。故郑钦安以此方为主治阳虚之总方。

对于方义，郑钦安指出桂枝辛温，能扶心阳；生姜辛散，能散滞机。熟附子大辛大热，能壮先天元阳。桂枝、生姜、附子合甘草、大枣之甘，辛甘化阳，阳气化行，阴邪即灭，阳气自然复盛，仍能耐寒。但辛热太过，恐伤阴血，故以芍药苦平、饴糖味甘，合之苦甘以化阴，以辛热之品多而兼化阴，正是此方的用药之妙，阴柔翻为灵动。郑钦安认为本方为治阳虚之总方，药味分量加减化裁得当，得其用药要旨者，即此一方可治百十余种阳虚证候，无不立应。

4. 黄芪建中汤

组成：桂枝九钱，白芍六钱，甘草六钱，生姜九钱，大枣十二枚，饴糖五钱，黄芪（未注明用量）。

功用：温中固表。

主治：卫阳不足，久病恶风。久病之人，无身热、头痛等症，而恶风者。

方解：关于郑钦安黄芪建中汤的组成，《医理真传·阳虚证问答》"问曰：畏寒与恶风有别否"条下未注明具体方药用药，仅言"同上，加黄芪一味"。"同上"当指前一条"问曰：头面畏寒者，何故"条下的建中汤，似言即建中汤（桂枝、白芍、甘草、生姜、大枣、饴糖、附子）加黄芪。

但黄芪建中汤方解中又说："黄芪建中汤一方，乃桂枝汤加饴糖、黄芪耳。"后附方解中亦未言附子。故依此言，郑钦安黄芪建中汤的组成当为：桂枝九钱、白芍六钱、甘草六钱、生姜九钱、大枣十二枚、饴糖（参考前条建中汤，用量当为五钱）、黄芪（未注明用量）。至于附子，方解中虽未言及，但临证只依辨证，阳气不足、阴邪内盛者，自然可加附子以扶阳。

对于方义，郑钦安指出桂枝汤乃协和营卫之祖方，加黄芪能固卫外之气，加饴糖一味有补中之能。而久病恶风之人，皆因中气不足、卫外不固，予桂枝汤能调和阴阳，加黄芪、饴糖则能温中固表、卫外守中。本方能温中补气、和里缓急，桂枝用量较重，复加饴糖、黄芪，温中力量较强，故中焦虚寒而见腹痛喜温喜按、心悸、面色无华、少气懒言、恶风畏寒者，皆可加减用之。

5. 附子甘草汤

组成：附子一两，炙甘草六钱。

功用：温补脾肾，补火回阳，先后天并补。

主治：脾肾阳虚，真阳不足，久病畏寒。

方解：附子甘草汤系郑钦安从《伤寒论》四逆汤等方化裁而出，体现了郑钦安"补土伏火""补火暖土"的用药思想。方中附子用之一两，温阳、回阳、补火力大；炙甘草用之六钱，补中力强，合附子能温中补脾，既体现补土伏火，又体现了补火暖土。

对于方义，郑钦安指出附子甘草汤为先天（肾）后天（脾）并补之妙剂。方中附子辛热能补先天真阳，甘草味甘能补后天脾土，土得火生而中气可复，火得土覆而火可久存。久病畏寒之人真阳不足、脾肾阳虚，系先天真阳不耐阴寒之气，故畏寒。附子、甘草合用，兴先天真火而旺后天脾土，故可脾肾双补、回阳消阴。

本方方解之后，郑钦安又对"补土伏火"进行了论述，附以《伏火说》

一篇。篇中以灶炉"火灰"为喻，说若灶炉中火如不以灰土覆盖，即使被煽红，光焰一时，但不久即熄灭，如果用灰土覆盖，那么火得伏藏，可以久存。以此类比，附子甘草汤中，附子即是火，甘草即是灰土，二物同用，即如同灶炉之中补土伏火之法，使火能久存。实际上，脾为后天之本，运化水谷精微，能滋养五脏元气，先天元气得附子温补，复补后天脾土，盖使生化得源，先天真火得后天脾土充养，则阳气自然壮盛，抑或是"补土伏火"的思想内涵。

6. 潜阳丹

组成：西砂仁（姜汁炒）一两，附子八钱，龟板二钱，甘草五钱。

功用：潜阳补火，纳气归肾。

主治：阳虚阴盛，真阳浮越。用于真阳浮越或真阳外越、阳气不固之畏寒、头面浮肿、耳病肿痛、牙齿肿痛、颧红、口臭、身重欲寐、喉痛、咳嗽、喘促、自汗、胸腹痛、腰痛、遗精、痔疮、发斑、妇人带下、月经不调、儿科痘疮等。

方解：潜阳丹系郑钦安创制的名方，体现了郑钦安重视真阳、善用潜阳归肾法的学术思想。方中以附子温补下焦命门真火，龟板潜镇阳气，砂仁收纳元气，甘草补土伏火，共奏潜阳补火、纳气归肾之功。

潜阳丹在郑钦安的医著中运用十分广泛，《医理真传》"阳虚证问答""阴虚证问答"中多条均有运用。如：

"头面忽浮肿，色青白，身重欲寐，一闭目，觉身飘扬无依者，何故？"

"病人两耳前后忽肿起，皮色微红中含青色，微微疼，身大热，两颧鲜红，口不渴，舌上青白苔，两尺浮大而空者，何故？"

"病人口忽极臭，舌微黄而润滑，不思水饮，身重欲寐者，何故？"

"平人忽喉痛甚，上身大热，下身冰冷，人事昏沉者，何故？"

"咳嗽，喘促，自汗，心烦不安，大便欲出，小便不禁，畏寒者，何故？"

"胸腹痛甚，面赤如朱，不思茶水，务要重物压定稍安，不则欲死者，何故？"

"病人腰痛，身重，转侧艰难，如有物系，天阴雨则更甚者，何故？"

"五更后常梦遗精，或一月三五次，甚则七八次者，何故？"

"病人每日早饭后心烦，两手足心痛痒异常，至午初即愈者，何故？"

以上诸条对潜阳丹均有运用。

《医法圆通》中亦有多个病证运用了潜阳丹。如"肺病咳嗽"见肝肾阳虚、水泻泛上证者（潜阳丹加吴萸）；"耳病肿痛"见肾阳虚、不能镇纳僭上之阴气者（潜阳丹加吴萸）；"齿牙肿痛"见真阳虚而阴气上攻者；"汗证"见阳虚不能统摄收束者；"痔疮"见元气虚极、涣散欲从下脱、发泄不藏者；"发斑"见内伤而致元阳外越者；女科"经水后期而至"而见盗汗，阴盛格阳于外、阳气不得潜藏、气机上浮者；妇人带下清稀而冷、不臭不黏，下元无火者（潜阳丹加破故纸、益智仁）；儿科痘疮浆足疮熟者。如此等等，均有潜阳丹的运用。

综合《医理真传》《医法圆通》各证对潜阳丹的运用，可以发现潜阳丹紧扣的病机无非为：真火不足，虚阳浮越，虚阳外露，或虚阳外越，或虚阳外脱，或虚阳下脱；元气真阳命火不能守位，不能镇纳阴气，或为阴气逼出下元之宫，阴盛阳虚等。

如《医理真传》中"头面忽浮肿，色青白，身重欲寐，一闭目，觉身飘扬无依者"的病机为：少阴之真气发于上，阴气太盛逼出元阳，不能归根。

"病人两耳前后忽肿起，皮色微红中含青色，微微疼，身大热，两颧鲜红，口不渴，舌上青白苔，两尺浮大而空者"的病机为：先天元阳外越，气机附少阳而上；阳虚阴气太盛，一线之阳光附阴气而上腾，有欲竭之势。

"病人口忽极臭，舌微黄而润滑，不思水饮，身重欲寐者"的病机为：先天真火之精气发泄；阴盛逼出真火之精气，有脱之之意。

"平人忽喉痛甚，上身大热，下身冰冷，人事昏沉者"的病机为：阴盛而真气上脱，已离乎根，危之甚者。

"咳嗽，喘促，自汗，心烦不安，大便欲出，小便不禁，畏寒者"的病机为：真阳将脱，阴气上干清道；龙（真阳）奔于上，而下部无阳。

"胸腹痛甚，面赤如朱，不思茶水，务要重物压定稍安，不则欲死者"的病机为：元气暴出而与阴争。

"病人腰痛，身重，转侧艰难，如有物系，天阴雨则更甚者"的病机为：肾中之阳气不足，阴气太盛，元气亏虚。

"五更后常梦遗精，或一月三五次，甚则七八次者"，若遗精病于上半夜者，则为阴盛阳衰，阳虚不能统摄精窍，则可予潜阳丹；若病于下半夜者，则主阳盛阴衰，阴虚不能配阳，法宜扶阴抑阳，以封髓丹加味治之。

"病人每日早饭后心烦，两手足心痛痒异常，至午初即愈"有因阳虚者，则以潜阳丹之类。

故凡见阳虚阴盛，命火不足，真阳不能守位，或上越，或浮露，或外脱，或下脱者，皆可以潜阳丹加减用之。潜阳丹确实是一张配伍精当、病机指向性强、能充分体现郑钦安真阳学说的方剂。

对于方义，郑钦安在《医理真传·阳虚证问答》中指出潜阳丹一方乃纳气归肾之法。西砂辛温，能宣中宫一切阴邪，又能纳气归肾；附子辛热，能补坎中真阳，真阳为君火之种，补真火即是壮君火；龟板一物坚硬，得水之精气而生，有通阴助阳之力；甘草补中，有伏火互根之秘。故曰潜阳。

笔者对潜阳丹运用龟板的理解是：龟为水中之精，平素喜静少动，或潜藏于水中，或潜藏于龟甲之中，有潜藏之性，潜阳丹运用龟板，正是运用此种潜藏之性情，潜藏外越之真阳。又，四方之灵有青龙、白虎、朱雀、玄武，北方属水，为玄武，玄武形象即为龟蛇相交，故龟蛇为玄武之精，北方四季应冬，主封藏，故龟板有封藏之性。郑钦安曾说人体真阳又名龙火，为初生之龙，不能飞腾而兴云布雨，惟潜于渊中。玄武之蛇其实即是这初生之龙，与龟缠绕相交，镇守北方坎位。在人体则真阳初生之龙藏于肾水之中，潜藏于下元坎位。潜阳丹运用龟板潜藏真阳有取象比类之妙，正应北方玄武之形。

7. 封髓丹

组成：黄柏一两，砂仁七钱，甘草三钱。

功用：纳气归肾，调和水火。

主治：五脏精华元气外越而见眼中常见五彩光华、喘促、病后鼻流清涕不止、喷嚏不休、两耳心痒极欲死、咳嗽、自汗、心烦不安、腰痛、身重、尿痛、遗精、手足心痛痒、腰痛、耳肿痛、喉蛾、痔疮、发斑、妇人带下、月经不调、儿科痘疮等。

方解：封髓丹为郑钦安常用的一张名方，最早见于元代《御药院方》因云能"上中下并补"，上中下即天地人，即三才，故又名三才封髓丹。在郑钦安医著中，封髓丹多被应用来收纳五脏元气，并多与潜阳丹同用。

《医理真传》"阳虚证问答""阴虚证问答"中，应用封髓丹的条文主要有：

"眼中常见五彩光华，气喘促者，何故？"（病机为：五脏之精气发于外；阴邪上干清道，元阳将欲从目而脱。）

"病后忽鼻流清涕不止，喷嚏不休，服一切外感解散药不应而反甚者，何故？"（病机为：先天真阳之气不足于上，而不能统摄在上之精液。）

"两耳心忽痒极欲死者，何故？"（病机为：肾中之阳暴浮。）

"咳嗽，喘促，自汗，心烦不安，大便欲出，小便不禁，畏寒者，何故？"（病机为：真阳将脱，阴气上干清道；真阳奔于上，而下部无阳。）

"病人腰痛，身重，转侧艰难，如有物系，天阴雨则更甚者，何故？"（病机为：肾中之阳气不足，阴气太盛，元气亏虚。）

"小便便时痛甚，口渴饮冷，其淋症乎？非淋症乎？"（病机为阳衰不能化停滞之精而作，便溺败精欲出不能出者，可用白通汤、潜阳丹、封髓丹加安桂等方。）

"五更后常梦遗精，或一月三五次，甚则七八次者，何故？"（若上半夜遗精者，则为阴盛阳衰，可予潜阳丹；若于下半夜遗精者，则主阳盛阴衰，阴虚不能配阳，法宜扶阴抑阳，以封髓丹倍黄柏治之。）

"病人每日早饭后心烦，两手足心痛痒异常，至午初即愈者，何故？"（因阳虚者，方用潜阳丹、四逆汤、封髓丹之类。）

《医法圆通》应用封髓丹的主要病证则主要有："肾病腰痛"阴虚所致者（封髓丹倍黄柏）；"耳病肿痛"见肾阳虚、不能镇纳僭上之阴气者（封髓丹倍砂仁加安桂、吴萸）；"喉蛾"见肾气不藏、上攻于喉，阴气上僭者；"遗精"症者；"汗症"见阳虚证者；"痔疮"见元气虚极、涣散欲从下脱、发泄不藏者（封髓丹倍砂仁、甘草）；"发斑"见内伤而致元阳外越者；女科"经水后期而至"而见盗汗，阴盛格阳于外、阳气不得潜藏、气机上浮者；儿科痘疮浆足疮熟者。

综上，可见封髓丹主要用于收纳元气、调和水火，阴虚、阳虚证皆可加减用之。郑钦安于封髓丹加减法方面，阴虚证者，可用封髓丹倍黄柏，则滋阴降火之力大；阳虚证者，可用封髓丹倍砂仁、甘草，或加安桂、吴萸。笔者认为，封髓丹中黄柏毕竟为苦寒之品，若要运用于阳虚证以收纳元气，一可与潜阳丹合用，合为潜阳封髓丹；二若阳虚重证，可与大剂四逆汤同用，或重加附子，或与真武汤、附子理中汤等方同用；三则黄柏可炒用，以减黄柏苦寒之性。

对于方义，郑钦安指出封髓丹一方乃纳气归肾之法，亦上、中、下并补之方。方中黄柏味苦入心，禀天冬寒水之气而入肾，色黄而入脾。脾为调和水火之枢，黄柏一味入脾，则调和上、中、下三焦（三才）水火之功以具。西砂辛温，能纳五脏之气而归肾。甘草调和上下，又能补土伏火，使真火伏藏，则人身之根蒂永固，故曰封髓。又，黄柏之苦与甘草之甘合用，则苦甘化阴；西砂之辛与甘草之甘合用，则辛甘化阳。阴阳合化，交会中宫，水火既济，上、中、下三焦上下交济，为调和水火、收纳元气之良方。

另外，郑钦安对砂仁纳气归肾的见解，许多学者也多不解。郑钦安在《医理真传》《医法圆通》中曾多次盛赞砂仁能收纳五脏元气，潜阳丹、封髓丹等方均用砂仁。郑钦安在潜阳丹方义中说砂仁辛温，能宣散中宫一切阴邪，又能纳气归肾；又在封髓丹方义中也明确说砂仁辛温能纳五脏之气而归肾。一般学者对郑钦安运用砂仁纳气归肾的见解颇有疑惑，认为砂仁辛温芳香，能化湿行气而辛散，不知郑钦安认为砂仁收纳五脏元气的认识有何依据，这一见解从何而来。

从郑钦安学说来看，人体的真阳就是根本，是真龙，犹如大海中的龙。而真阳浮越，元气不收，就如同龙不潜藏，所谓"阴云四合日光微，转瞬真龙便欲飞。"那么龙为什么不潜藏呢？按郑钦安来认识那就是阴邪太盛了，逼出了坎宫的龙。那么要潜藏人的阳气，那就要先把阴邪消除了。姜、桂、附，包括砂仁等辛热药能补火消阴，阴邪消灭了，龙归大海，五脏的元气就不会被阴邪逼出。这是郑钦安在他的著作里面反复提到的。

当然，消阴回阳的药物和方剂很多，比如郑钦安指出的白通汤能交通阴阳，自然也能迎阳归舍。但是郑钦安为什么盛赞砂仁回纳五脏元气呢？这一方面有他的临床用药体会，有体会自然有他临床实效的证明，这是实效实证，证过的人可以说，没有证过的人可以去临床上证。另一方面，前人也是有相关论述的，也有和郑钦安类似的发现，如隋唐时名医甄权指出砂仁能温暖肝肾，另外就是明代的李时珍。李时珍《本草纲目》在发明论述砂仁的时候曾说："按韩懋医通云：肾恶燥，以辛润之。缩砂仁之辛，以润肾燥。又云：缩砂仁属土，主醒脾调胃，引诸药归宿丹田。香而能窜，和合五脏冲和之气，如天地以土为冲和之气，故补肾药用同地黄丸蒸，取其达下之旨也。"肾恶燥，以辛润之，而砂仁可以润肾燥。砂仁又属土，可以调脾胃，就可以把诸药引到丹田的位置上去，能和合五脏中和之气。这就是和郑钦安说的以土伏火、回纳元气是一个意思。其他还有一些医家也有类似的话，明代李时珍还在郑钦安的前面，只是郑钦安说得更加全面和明显。

8. 理中汤

组成：人参四钱，白术一两，干姜一两，甘草三钱，西砂四钱，半夏四钱，茯苓三钱。

功用：温中补气健脾、扶阳消阴利水。

主治：中气不足、脾胃虚寒所致脘腹冷痛、畏寒肢冷、呕吐、泄泻、水肿等。

方解：理中汤载于郑钦安《医理真传·阳虚证问答》"病将瘥，一切外邪悉退，通身面目浮肿者，何故？"条下，乃据《伤寒论》理中汤加减化裁而来。本方在《伤寒论》理中汤加大了干姜、白术的用量比例，温阳力大，更加砂仁纳气、行气和中，半夏温散、消痰水，茯苓健脾利水，体现了温阳消阴的治疗思路。原书以此方治疗脾阳虚水肿，针对火衰不能制阴、土虚不能制水、水气泛溢的病机。郑钦安认为气行一寸，水即行一寸，气行周身，水即行周身，元气散漫，而阴水亦散漫。故治水肿病不必见肿治肿，只需大补其土以制水，补土以伏火，火得伏而气潜藏，气潜藏而水亦归其宅，水肿即愈。

对于方义，郑钦安指出理中汤一方为温中之剂。方中以白术为君，大补中宫之土；干姜辛热，以暖中宫之气；半夏、茯苓，一辛燥，一淡渗，以行痰逐水；西砂辛温，以纳气归肾。但辛燥太过，恐伤脾中之血，故以人参微寒以养液，以使刚柔相济，阴阳不偏。又，甘草与干姜、半夏、砂仁等辛药同用，可化周身之阳气，阳气化行而阴邪消灭，脾土得复而浮肿消退。

9. 附子理中汤

组成：附子一枚，白术五钱，干姜五钱，人参二钱，炙甘草三钱。

功用：温阳散寒，脾肾双补。

主治：脾肾两虚、真阳不足所致的脘腹冷痛、畏寒肢冷、口渴喜热饮、呕吐、泄泻、水肿、小便清长。

方解：附子理中汤载于《医理真传·阳虚证问答》"病人两唇肿厚，色紫红，身大热，口渴喜热饮，午后畏寒，小便清长，大便溏泄，日二三次，脉无力者，何故？"条下。本方在《伤寒论》理中汤的基础上加附子一枚，减低人参的用药比例（郑钦安认为人参亦为阴柔之品），故温阳散寒力强。此条中，必是阴盛格阳，阳气浮越而见两唇肿厚、色紫红、身大热，不可降火，只可温阳回阳。"口渴喜热饮，午后畏寒，小便清长，大便溏泄，脉无力"明系阳衰之征。故以附子理中汤扶中宫之阳，收纳阳气。

对于方义，郑钦安指出附子理中汤为脾肾先后天并补之方。仲景理中汤原为中土太寒立法，以干姜、白术温燥中宫之阳，又恐温燥过盛，而以人参刚柔相济，甘草调和缓中。本方原无附子，至《阎氏小儿方论》增入附子，而名附子理中。附子之功在先天，理中之功在后天。附子挽欲绝之真阳，干姜、白术以培中宫之土气。上焦法天，以心肺立极；中焦法地，以脾胃立极；下焦法水，以肝肾立极。上阳、中阳、下阳，故曰三阳。下阳又为上、中二阳之根，无下阳，即是无上、中二阳也。附子为先天下阳立极，理中汤则为后天中阳立极。

10. 四逆汤

组成：附子一枚，干姜一两五钱，炙甘草二两。

功用：回阳祛阴。

主治：阳虚阴盛、真阳浮越、元阳上脱所致四肢厥逆、恶寒蜷卧、腹痛下利、汗出、呕吐、神衰欲寐、脉微欲绝。

方解：四逆汤为《伤寒论》用以治疗少阴病阳虚寒厥证的名方，也是郑钦安常用的方剂。《医理真传》中，本方载于"阳虚证问答""两目忽肿如桃，头痛如裂，气喘促，面唇青黑者，何故？"条下。该条病机为先天真火缘肝木而上，暴发欲从目脱。郑钦安指出先天之火，原寄于肾，病人阴盛已极，一线之元阳，即随阴气而上升。水为木母，母病及子，故缘肝木而上，厥阴脉会顶巅，真气附脉络而上行，阳气暴发，故头痛如裂。肝开窍于目，故目肿如桃。阴邪上干清道，上下有不相接，故气喘促。面、唇青黑系一团阴气。概而言之，乃阳虚阴盛、元阳上脱，故以四逆汤回阳祛阴。

对于方义，郑钦安指出本方为回阳主方，一切阳虚阴盛为病者皆可服之。方中附子温阳回阳，犹如一团烈火。而人身全赖一团真火，真火欲绝，病见纯阴。附子之力能补先天欲绝之火种，故用之以为君。阳虚阴盛，群阴阻塞，故佐以干姜之辛温而散，驱逐群阴，荡尽阴邪，迎阳归舍。火种复兴，而性命立复，故曰回阳。阳气既回，若无土覆之，光焰易熄，虽生不永，故以甘草之甘，补土伏火，真火伏藏则命根永固。

郑钦安对于四逆汤的运用心法十分丰富，《医法圆通》中关于四逆汤的圆通运用有二十多条之多，其所论内容具体如下：

一治头脑冷。夫脑为元神之府，清阳聚会之处，如何得冷。其所以致冷者，由命门火衰，真气不能上充。四逆汤力能扶先天真阳，真阳旺而气自上充，故治之而愈。

一治气喘痰鸣。夫气喘之症，举世皆谓肺寒。不知先天这一点真气衰，即不能镇纳浊阴之气，阴气上腾，渐干清道，故见痰喘。四逆汤力能温下焦之阳，故治之而愈。

一治耳肿皮色如常。夫耳肿之症，每多肝胆风火。今见皮色如常，明是阴气逆于上也。四逆汤力能扶阳祛阴，治之故愈。

一治舌黑唇焦，不渴，少神。夫舌黑唇焦之症，多因阳明胃火而作。果系阳明胃火，必现烦躁、口渴饮冷、二便闭塞等情。此则舌黑唇焦，其人并不口渴，却又少神，明是真阳衰极，不能熏腾津液于上。当知阳气缩一分，肌肉即枯一分。此舌黑唇焦所由来也。四逆汤力能回先天之阳，阳气一回，津液复升，焦枯立润，故治之而愈。

一治喉痛畏寒脚冷。按喉痛一症，原非一端。此则畏寒脚冷，明是少阴受寒，逼出真火浮于喉间，故喉痛而脚冷。四逆汤力能温少阴之气，逐在里之寒，故治之而愈。

一治喉痛，身大热，面赤目瞑，舌冷。夫喉痛，面赤身热，似是阳证，又见目瞑舌冷，却是阴盛隔阳于外之征。四逆汤力能祛逐阴寒，迎阳归舍，故治之而愈。

一治吐血困倦。夫吐血一症，总缘地气上腾，升降失职。人身气为阳，主升。血为阴，主降。今当升者不升，不当升者而反升，明明阴血太盛，上干清道。古人云：益火之源，以消阴翳。是教人补火以治水也。又云：壮水之主，以制阳光，是教人补水以治火也。四逆汤力能补火，故治之而愈。

一治齿缝流血。夫齿乃骨之余，本属肾，肾为水脏，先天之真阳寄焉，以统乎骨分中之血液。真阳不足，不能统摄血液，故见血出。四逆汤力能补肾中之阳，治之故愈。

一治朝食暮吐，完谷不化。夫饮食入胃，固以胃主。然运化之机，全在先天命门这一点真火，始能运化。真火一衰，即不能腐熟谷水，而成完谷不化，朝食暮吐者。暮为阴盛之候，阴气上僭，心肺之阳不能镇纳，故听其吐出也。四逆汤力能补命门下火，故治之而愈。

一治足心夜发热如焚，不渴，尿多。夫足心发热如焚，人皆谓阴之虚也。夫阴虚由于火旺。火旺之人，尿必短赤，口必饮冷，理势然也。今则不渴而尿多，明是下焦无阳，不能统束肾气，以致阴火沸腾，故见足心发热如焚也。四逆汤力能补火，火旺即能统束群阴，故治之而愈。

一治面赤发热，汗出抽掣。夫面赤发热，汗出抽掣，近似中风，其实不是，务必仔细斟酌。如其人本体有阴象足征，即不可当作风热，须知面赤发热者，阳越于外也。汗出抽掣者，阳亡于外，不能支持四维也。四逆汤力能回阳，阳回则诸症自己。

一治大便下血，气短少神。夫大便下血，固有虚实之分。此则气短少神，必是下焦之阳不足，不能统摄血液。四逆汤力能扶下焦之阳，阳旺则开阖有节，故治之而愈。

一治头摇，面白少神，夫头摇之症，人目之为风。而予于此症，察其人面白少神，如其为清阳不升，元气虚极，不能镇定也。四逆汤力能扶阳，真阳一旺，即能镇定上下四旁，故治之而愈。

一治背冷目瞑。夫背为阳中之阳，不宜寒冷。今又背冷而目瞑，明是先天真阳衰极，阴寒内生，阴盛则阳微，故目瞑而背冷也。四逆汤力能扶先天真阳，故治之而愈。

一治舌腰硬而青。夫舌肿一症，似乎心火旺极，不知舌肿而青，此乃阴寒太盛，逼出真火，欲从舌尖而出，故见肿硬青滑。四逆汤力能补火，祛逐阴寒，故治之而愈。

一治唇肿而赤，不渴。夫唇肿之症，近似胃火，胃火之肿，口必不大渴。今见病人唇肿而口并不渴，可知阴火出于脾间。四逆汤功专补阳，阳旺则阴火自消，故治之而愈。

一治鼻涕如注面白少神。夫鼻涕一症，原有外感、内伤之别。此则面白无神，明是真阳衰于上，不能统摄在上之津液。四逆汤力能扶坎中真阳，阳旺自能统纳，故治之而愈。

一治尿多。夫尿之多，由于下焦之火弱，不能收束故也。惟四逆汤力能补下焦之火，故治之而愈。

一治周身发起包块，皮色如常，夫周身发起包块，疑似风热阳邪，此则皮色如常，却是阴邪僭居阳位。四逆汤力能扶阳，阳旺则阴邪自伏，故治之而愈。

一治周身忽现红片如云，不热不渴。夫周身发现红云，人孰不谓风火郁热于皮肤。夫风火郁热之症，未有不发热而即作者，亦未有口不渴，而即谓之火者，此处便是认证机关。予每于此症，认作阳衰，阴居阳位，以四逆汤治之而愈。

一治发热谵语，无神不渴。夫发热谵语，世人皆谓热伏于心，神无所主也。不知阳证热伏于心，精神不衰，口渴冷饮，小便亦必短赤。此则无神不渴，明是真阳衰极。发热者，阳越于外也。谵语者，阴邪乘于心，神无所主也。不渴、无神，非邪火也。四逆汤力能回阳，阳回则神安，故治之而愈。

一治两目白晴青色。夫白轮属肺，金也。今见纯青，日无白色，是金气衰而肝木乘之也。妻乘于夫，是乾则不振，纯阴无阳之候。多在死例。四逆汤力扶坎中之金，金气一旺，目睛自然转变，故治之而愈。

一治两目赤雾缕缕，微胀不痛。夫目窠，乃五脏精华所聚之地，原着不得一毫客气。今见赤雾缕缕，疑是阳火为殃，不知阳邪痛甚、胀甚，此则微胀不痛，明是阳衰于上，不能镇纳下焦浊阴之气，地气上腾，故见此等目疾。四逆汤力能扶阳祛寒，阳光一照，阴火自灭，故治之而愈。

11. 白通汤

组成：生附子一枚，干姜一两，葱白四茎。

功用：回阳消阴，交通水火。

主治：阳虚阴盛、元阳外越所致四肢厥逆、下利脉微等症。

方解：白通亦为郑钦安以之温阳、回阳、潜阳、纳气的常用方剂。白通汤载于《医理真传·阳虚证问答》"病人两耳前后忽肿起，皮色微红中含青色，微微疼，身大热，两颧鲜红，口不渴，舌上青白苔，两尺浮大而空者，何故？"条下。本条病机为先天元阳外越，气机附少阳而上。亦为阳虚阴盛，阴气太盛，逼出坎宫真阳，元阳浮越。条中病患两耳前后忽然肿起，但皮色不是鲜红深红，而是微红中含青色，肿痛也是微微而疼，可见不是实火。身虽大热，两颧鲜红，却口不渴，舌苔青白，两尺浮大而空，亦可知不是实火。两耳前后属少阳地界，如系少阳风火所致，必见口苦、咽干、寒热往来、红肿痛甚，唇舌定不青白。而此见诸多阳虚证候，应是少阳虚火，元阳从少阳地界外越所致。脉浮大而空，则阴气太盛，一线之阳光，附阴气上腾欲竭。治当以回阳祛阴，收纳真气，故主以白通汤。

对于方义，郑钦安指出白通汤为回阳之方，又是交通水火之方。方中生附子大热纯阳，补先天之火种，佐干姜以温中焦之土气，而调和上下。葱白能引离中之阴，下交于肾；生附子又能启水中之阳，上交于心。阴阳交媾，水火互根。

12. 姜桂汤

组成：生姜一两五钱，桂枝一两。

功用：温肺通阳。

主治：心肺阳虚所致鼻流清涕、喷嚏。

方解：姜桂汤见于《医理真传·阳虚证问答》"病后忽鼻流清涕不止，

喷嚏不休，服一切外感解散药不应而反甚者，何故？"条下。郑钦安认为此条病机为先天真阳不足、上焦阳虚阴盛，阳虚不能统摄上焦津液所致。于一般外感所致的清涕、喷嚏不同，不可用一般解散药。治疗宜大补先天之阳，先天之阳足则上焦心肺阳气不衰，自可统摄上焦津液，不致外越为清涕、喷嚏。方药可选大剂四逆汤或封髓丹，姜桂汤亦可。从姜桂汤的组成来看，生姜、桂枝并无大补真阳之功，而偏于温肺通阳，温阳之力远不若四逆汤。故果真为先天真阳虚衰而致上焦阳气不足，见鼻流清涕、喷嚏者，当予姜桂汤与四逆汤相合，一上一下，上下同治，以奏扶阳消阴之功。

对于方义，郑钦安指出姜桂汤一方为温上焦阳气之方。上焦之阳为心肺所主，若下元真阳阳气之根不足，则上焦心肺之阳亦不足，上焦阴气即旺。阴气过盛，阳气力薄，即不能收束津液，而致清涕、喷嚏。方中生姜辛温以助肺，肺主开宣治节，肺气得助，则肺气宣降复常，肺的治节功能可行。又用大剂量桂枝，桂枝辛热，长于温通心阳，如仲景桂枝甘草汤。心为气之帅，心阳得补而肺气更旺。肺气旺则统摄津液，诸症可瘥。方中桂枝又能化水中寒气，寒气解而嚏亦无由生。此方临证可运用于阳虚阴盛所致流涕、清涕、鼻塞，西医所谓"慢性鼻炎"者。肺气虚者，可予此方合玉屏风散；真阳不足者，可合四逆汤；水饮泛溢、舌苔水滑、脉沉滑者，可合真武汤，或五苓散，或苓桂术甘汤；肺有寒饮者，可合小青龙汤。又有兼见中气不足、中气虚寒者，可合补中益气汤，或理中汤。

13. 姜附茯半汤

组成：生姜二两取汁，附子一两，茯苓八钱，半夏七钱。

功用：回阳降逆，行水化痰。

主治：元阳不固、阴气过盛、寒痰上涌所致的中痰，证见寒痰上涌、堵塞清窍、卒倒、昏迷。

方解：姜附茯半汤见于《医理真传·阳虚证问答》"病人舌忽不能转

动，肢忽不能升举，睡中口流涎不觉者，何故？"条下。郑钦安在该条中指出中宫失健运、阴气过盛，脾土转输失职，水谷之湿气与阴气相承，化为涎痰，久久阳气衰微，寒痰上涌，堵塞清道，卒倒昏迷，则发为中痰一症，可予姜附茯半汤治之。

对于方义，郑钦安指出姜附茯半汤为回阳降逆，行水化痰之方。方中生姜辛散，能宣散壅滞之寒；附子为性烈纯阳之品，可救先天之火种，真火复盛，阴寒之气立消；佐以茯苓健脾行水，水去而痰自不作，以除痰涎之本；半夏则降逆化痰。本方有温阳化痰之功，适用于阳虚寒痰上涌的中风、中痰诸症。唯方中附子、半夏相伍，与"十八反"相悖。然有是症，用是药，仲景《金匮要略》附子粳米汤（附子、半夏、甘草、粳米）等方已有范例。

14. 滋肾丸

组成：炒黄柏一两，知母八钱，安桂三钱。

功用：滋阴补水，纳气归肾。

主治：肾阴不足、水气上泛。

方解：滋肾丸见于《医理真传·阳虚证治》"病吐清水不止，饮食减，服一切温中补火药不效者，何故？"条下。本条病机，郑钦安认为系肾气不藏、肾水泛溢所致。滋肾丸以炒黄柏、知母滋阴降火以补肾水；肉桂之妙，在于阴阳互藏、阴阳互根，以降浮越之火，与炒黄柏、知母相配伍，引肾水潜藏。故本方有纳气归肾之功。但黄柏、知母究竟为苦寒之品，单用本方以肾阴不足、水气上泛者较为适宜。若用于阳虚水泛，与封髓丹同理，应再配伍温阳回阳之品。

对于方义，郑钦安指出滋肾丸一方为补水之方，亦纳气归肾之方。方中知母、黄柏二味，气味苦寒，苦能坚肾，寒能养阴。而其中最妙者在于肉桂一味，肉桂本辛温，配黄柏、知母，合成坎卦，一阳含于二阴之中，取天一生水之义，取阳为阴根之义，水中有阳，而水自归其宅，故方名滋肾。

15. 桂苓术甘汤

组成：桂枝八钱，白术一两，茯苓二两，甘草五钱。

功用：温阳利水行水。

主治：脾肾阳虚所致肾水泛溢。呕吐清水、饮食减少、胸胁支满，目眩心悸，短气而咳，舌苔白滑，脉弦滑。

方解：本方源出《金匮要略》苓桂术甘汤，而载于《医理真传·阳虚证问答》"病吐清水不止，饮食减，服一切温中补火药不效者，何故？"条下。本条病机，郑钦安认为为肾气不藏而肾水泛溢，故此条桂苓术甘汤意在温化水饮、利水行水。

对于方义，郑钦安指出，桂苓术甘汤一方，为化气、行水之方。方中桂枝辛温，能化膀胱之气，化水气从皮肤而运行于外。茯苓、白术，能健脾除湿，内行水以消水饮灭中。甘草则补土又能制水。本病为水泛于上，因太阳之气化不宣、中土之湿气盛，而致肾气不能气化发腾。桂苓术甘汤中，白术、茯苓、甘草等培其土，土旺自能制水；桂枝又化其气，气行又分其水，水分而势孤，便为土所制。

16. 吴茱萸汤

组成：吴茱萸一升，人参三两，生姜六两，大枣十枚。

功用：温中补虚，降逆止呕。

主治：虚寒呕吐。食谷欲呕，畏寒喜热，或胃脘痛，吞酸嘈杂，或厥阴头痛，干呕吐涎沫；或少阴吐利，手足逆冷，烦躁欲死。

方解：吴茱萸汤源出仲景《伤寒论》，载于《医理真传·阳虚证问答》"少阴病吐利，手足逆冷，烦躁欲死者，以吴茱萸汤主之，其何故也？"条下。郑钦安认为本条病机为脾胃中宫之阴阳两亡、肝木凌土。阳气不能达于四末，故手足逆冷；中宫为上下之枢机，上为心（离火），下为肾（坎水），脾运精气津液上交于心，胃运精气津液下交于肾，吐利过甚，脾胃骤虚，不能运精气津液而交通上下，烦出于心，躁出于肾，故烦躁欲死。

对于方义，郑钦安指出吴茱萸汤温中、降逆，补肝之剂。方中吴茱萸辛温，为降逆补肝之品，逆气降而吐自不作，即能补中；肝得补而木气畅达，即不侮土。吴茱萸又与生姜之辛温同声相应，合大枣之甘，能调胃阳，复得人参甘寒，功专滋养脾阴。二土得补，皆具生机，转运复行，烦躁自然立止。并认为此方重在补肝降逆以安中，中安而上下自定，与理中汤意同而药不同。理中汤浅一层，病人虽吐利，未至烦躁，故酌重在太阴；吴茱萸汤深一层，病人因吐利而至烦躁欲死，烦属心，躁属肾，故知其为少阴病。总由吐利太甚，中土失职，不能交通上下。

17. 肾着汤

组成：白术一两，茯苓六钱，干姜六钱，炙甘草三钱。

功用：温阳除湿。

主治：肾著病，寒湿痹着腰部所致的身重、腰痛、腰中冷、如坐水中，转侧困难、如有物系，天阴雨则更甚者。

方解：肾着汤源出仲景《金匮要略》，又名甘草干姜茯苓白术汤或甘姜苓术汤。《金匮要略》中，本方主治肾著（又作肾着），原文云："肾著之病，其人身体重，腰中冷，如坐水中，形如水状，反不渴，小便自利，饮食如故，病属下焦，身劳汗出，衣里冷湿，久久得之，腰以下冷痛，腹重如带五千钱，甘姜苓术汤主之。"载于《医理真传·阳虚证问答》"病人腰痛，身重，转侧艰难，如有物系，天阴雨则更甚者，何故？"条下。本条病机，郑钦安认为系肾阳不足、阴气太盛之故。腰为肾之府，先天之气寄焉。元气足则肾脏温和，无腰痛之疾。元气一亏，肾脏之阴气即盛，阴主静，静则寒湿丛生，元气微而不运，气滞不行，故腰痛。总由肾阳不足、寒湿闭阻所致。肾着汤看似非治腰痛之方，其实治寒湿腰痛之妙剂。因"肾著"腰痛，病因湿成，湿乃脾所主，脾湿太甚，流入腰之外府，阻其流行之气机，故痛作。

对于方义，郑钦安指出肾着汤为温中除湿之方。方中用白术为君，燥脾去湿，又能利腰脐之气。佐以茯苓之甘淡渗湿，又能化气行水，导水湿之气，从膀胱而出。更得干姜之辛温以暖土气，土气暖而湿立消。又以甘草之甘以缓之，而湿邪自化为乌有矣。郑钦安还指出本方方中四味无一味是治腰之品，不过因为此腰痛由湿而成，故专在湿上打算，治病不可见腰治腰，须"察病之因，寻病之情"。

18. 麻黄附子细辛汤

组成：麻黄八钱，附子六钱，细辛三钱。

功用：温经散寒。

主治：少阴病兼表反发热，肾阳不足、寒邪闭阻所致腰痛等证。

方解：麻黄附子细辛汤源出仲景《伤寒论》，又名麻黄细辛附子汤。《伤寒论》原文云："少阴病，始得之，反发热，脉沉者，麻黄细辛附子汤主之。"原治少阴病兼表者。《医理真传·阳虚证问答》中，本方则同肾着汤一起载于"病人腰痛，身重，转侧艰难，如有物系，天阴雨则更甚者，何故？"条下，用以治疗寒湿闭阻所致腰痛。

对于方义，郑钦安指出麻黄附子细辛汤为交阴阳之方，同时又为温经散寒之方。所谓交阴阳——方中附子辛热，能助太阳之阳，而内交于少阴。麻黄苦温，细辛辛温，能启少阴之精而外交于太阳，仲景取微发汗以散邪，实以交阴阳，阴阳相交，邪自立解。所谓温经散寒——温经，温太阳之经；散寒，散太阳之寒。寒邪入太阳之外府，阻其少阴出外之气机，而腰痛作。少阴与太阳为一表一里，表病及里，邪留于阴阳交气之中，故流连不已。方中附子壮太阳之阳，阳旺则寒邪消除。麻黄细辛两味从阴出阳，而寒邪亦与之俱出。寒邪解而腰痛不作。

19. 甘草干姜汤

组成：炙甘草二两，炮干姜五钱。

功用：辛甘化阳，苦甘化阴。

主治：阴血不足。

方解：甘草干姜汤源出《伤寒论》，《医理真传》则见于"平人干咳无痰者，何故？"条下。本条病机，郑钦安认为系元阴不足而肺燥所致。肺为金，生水之源。元阴不足，乃因肺燥不能生水，肺燥实由元阴不足而邪火生。火旺克金故肺燥，肺气燥则干咳。治以甘草干姜汤，但应合当归补血汤，并加五味子，方能化阴润燥。

对于方义，郑钦安指出甘草干姜汤既是辛甘化阳之方，又是苦甘化阴之方。干姜辛温，辛与甘合则从阳化，而干姜炮黑，其味即苦，苦与甘合则从阴化。又以炮姜治吐血、治中寒，取辛甘以化阳之义，阳气能统血，阳能胜寒，阳能温中。又用以治拘急，治筋挛，治肺痿，治肠燥，取苦甘以化阴。阴血能胜热，血能润燥，血能养筋。若病人既现干咳无痰，则为肺气之燥，即以化阴之法，合当归补血汤加五味子。

20. 五苓散

组成：白术一两，茯苓八钱，猪苓五钱，泽泻五钱，桂枝六钱。

功用：化气行水。

主治：寒伤太阳之腑，气化不宣，水道不利。

方解：五苓散源出仲景《伤寒论》。《医理真传·阴虚证问答》中，本方载于"小便便时痛甚，口渴饮冷，其淋症乎？非淋症乎？"条下。本条病机，郑钦安认为系邪犯太阳，从太阳之标阳而化热邪，伏于膀胱，热伤津液，不能上升，故渴；气化不行，尿欲出而不即出，故痛。本方方义，郑钦安指出五苓散为化气行水之方，方中茯苓、猪苓、白术、泽泻，专行其水以培中；最妙在桂枝一味，化膀胱气机，气机化行，自然郁热解而寒邪亦解。还说本方重在化气，不重在去热，故可知气化行，即是去热。

21. 黄土汤

组成：地黄八钱，白术一两，附片一两，阿胶八钱，黄芩五钱，甘草八钱，黄土二两。

功用：温阳止血。

主治：阳虚大便下血。

方解：本方源出仲景《金匮要略·惊悸吐衄下血胸满瘀血病脉证治》："下血，先便后血，此远血也，黄土汤主之。"《医理真传·杂问》中，载于"大便下血如注，其有要乎？"条下。郑钦安认为大便下血有"二要"：阴虚、阳虚。先便后血多系阳虚。阳虚之人，下血如注，是下焦之阳不足，而不能统摄所致。黄土汤一方乃先、后并补之方。方中附子壮元阳而补脾阳；又以白术、甘草、黄土，助脾中之气；最妙在地黄、阿胶、黄芩，甘寒苦寒，以滋脾中之阴，水土合德，火土生成，不寒不燥，乃温和之妙方，可使脾阴立复。

22. 桂枝龙骨牡蛎汤

组成：桂枝一两，白芍六钱，龙骨四钱，牡蛎四钱，甘草二钱，生姜五钱，大枣六枚，附子四钱。

功用：调和阴阳，交通上下，温通心阳。

主治：心阳不足所致心悸、怔忡。

方解：桂枝龙骨牡蛎汤源出仲景《金匮要略·血痹虚劳病脉证并治》桂枝加龙骨牡蛎汤，《金匮》原条文云："夫失精家少腹弦急，阴头寒，目眩，发落，脉极虚芤迟，为清谷亡血，失精。脉得诸芤动微紧，男子失精，女子梦交，桂枝加龙骨牡蛎汤主之。"《金匮》中，该方治疗遗精、精血衰少、目眩发落等证，是以桂枝汤调和阴阳，龙骨、牡蛎潜镇摄纳。而《医理真传·杂问》中，该方载于"怔忡起于何因？"条下，郑钦安认为怔忡的病机主要为心阳不足、阴邪所干。心者，神之主。心君气足，则百魅潜踪；心君气衰，则群阴并起。怔忡非大补心阳不可，故方用桂枝龙骨牡蛎汤以治心阳不足的怔忡，与《金匮要略》原方相比，加大了桂枝的用药比例，并加附子，则温补心阳的力量更强。

本方方义，郑钦安指出桂枝龙骨牡蛎汤乃调和阴阳、交通上下之方。此方为桂枝汤加龙骨、牡蛎。桂枝汤为调和阴阳之第一方，凡气血不调之人，外感易生，内伤亦易生，皆可用此方内外通治，不专重在发汗。并认为若外邪伤及太阳营卫，闭其气血外出之机，遏郁而为热为疼，桂枝汤则能协和阴阳，鼓动运行之机，俾使外邪仍从外出，故一汗而病可立解。若无外邪，而用桂枝汤，必不出汗。因气机原未闭塞，血液畅流，故不出汗。桂枝汤本意并非专为太阳而设，实为阴阳不调而设。阳不调者用此方，桂枝、甘草、生姜、大枣宜重，稍加白芍以敛阴；阴不调者，芍药、甘草、大枣宜重以调阴，少加桂以宣阳。阴阳两不足之人，分两平用。而怔忡一证，以心阳不足为主，故重加桂枝用量比例，并加附子助真火以壮君火，君火壮而阴邪立消。又加龙骨、牡蛎，以龙骨、牡蛎为有情之物，龙骨禀阳之灵，牡蛎禀阴之灵，二物合而为一，取阴阳互根之意。郑钦安还指出本方治遗精更妙，但世人认为本方治疗遗精，方中龙骨、牡蛎的作用在于涩精，这没有认识到龙骨、牡蛎两味阴阳互根之意。

23. 小青龙汤

组成：麻黄六钱，白芍六钱，细辛六钱，干姜六钱，甘草六钱，桂枝六钱，半夏半升，五味子半升。

功用：发汗行水。

主治：风寒束表、水饮内停所致喘、咳、心悸、头面浮肿等。

方解：小青龙汤为仲景《伤寒论》名方，《伤寒》原文云："伤寒表不解，心下有水气，干呕，发热而咳，或渴，或利，或噎，或小便不利，少腹满，或喘者，小青龙汤主之。"以之辛温解表、涤化水饮。《医理真传》"怔忡起于何因"条则以之治疗心悸。郑钦安指出小青龙汤为发汗行水之方。太阳表邪未解，以致水气不行，聚于心下，为咳、为喘、为悸，皆是水气上逆所致。方中麻黄、桂枝、细辛发太阳之表，行少阴之水，干姜、半夏、五味子降上逆之水下行，甘草补土，白芍敛阴。

24. 补坎益离汤

组成：附子八钱，桂心八钱，蛤粉五钱，炙甘草四钱，生姜五片。

功用：扶阳补坎益离，心肾同补。

主治：心阳虚所致心病不安、心慌心跳、喜卧懒言、小便清长、自汗。

方解：补坎益离汤为郑钦安自创之方，载于《医法圆通·卷一·各症辨认阴阳用药法眼》心病不安条下。心病不安，俗称心慌心跳，郑钦安认为本证病机主要有心血不足、心气不足（包括心阳虚），补坎益离汤即为心阳虚所设，功能扶阳补坎益离，心肾同补。

对于方义，郑钦安指出，补坎益离者，即补先天之火，以壮君火。肾中真火与心中君火本同一气，真火旺则君火旺，真火衰则君火亦衰。真火藏于水中，二气浑为一团，故曰一元。真火上腾，必载真水上升，以交于心，故曰离中含阴。水下降，君火即与之下降，故曰阴中含阳。若病人心不安宁，服养血之品而不愈，是心阳不足所致。心阳不足，固宜直补其心阳。又须在下求之，补火之根，真火旺则君火自旺，心阳不足自可愈，真气升则真水亦升，心血不足亦能疗。方中附子、桂枝大辛大热为君，以补坎中之真阳。蛤粉之咸以补肾，肾得补而阳有所依。又以生姜、甘草调中，交通上下，调和上下枢机。

25. 当归补血汤

组成：当归四钱，黄芪一两，鹿茸三钱，麦芽五钱，黑姜四钱，炙甘草二钱，甜酒半杯，葱头子四个。

功用：益气养血。

主治：血脱血虚证。

方解：郑钦安此当归补血汤，系从《内外伤辨惑论》当归补血汤加减而来，在原当归补血汤的基础上加入鹿茸、麦芽、黑姜、炙甘草、甜酒、葱头诸味，则温补之力更强。本方载于《医理真传·阴虚证问答》"产妇二三日，偶有小疾，服行瘀破滞之药不效，延至月余，酿成周身肿胀，又服消胀之药，更加乳肿不食，肛门逼胀，痛欲死者，何故？"条下。本条病机，郑钦安认为系血脱所致，肛门逼胀系气不统血，血失统制，欲下者不下。治宜收纳元阳、峻补其血。

对于方义，郑钦安指出当归补血汤系补气、补血之方。方中当归味苦入心能补心，心者生血之源；黄芪甘温补肺，肺者正气之宗。当归得黄芪而血有所附，黄芪得当归而气有所依，阳生阴长。若气血双补欲补气者，当倍当归而轻黄芪，从阴引阳；欲补血者，当倍黄芪而轻当归，从阳引阴。此方倍黄芪，故名补血汤。加鹿茸，乃取其纯阳之质，以助真阳之气；佐黑姜、甘草者，有温中之功，又有化阴之意；用葱头，以降离（心）阴而下交；用甜酒以鼓坎阳而上行；使麦芽从中以消散其壅滞之气血。且当归重用，有活血之能；黄芪重用，有行气之妙。血虚气虚，皆可运用。

（二）寒凉类方

本小节探讨郑钦安常用的寒凉类方，所选方剂主要出自郑钦安《医理真传·阴虚证治》部分，少部分采撷自《医法圆通》。所选方剂大多以寒凉之品为治。

1. 导赤散

组成：生地一两，木通五钱，甘草三钱，淡竹叶二钱。

功用：清心、降火、利水、养阴。

主治：心经火热证。心胸烦热，小便短赤，咽干，口舌生疮。

方解：导赤散源出北宋名医钱乙《小儿药证直诀》，《医理真传·阴虚证问答》中则载于"头脑独发热，心烦热，小便短赤，咽干者，何故？"条下。本条病人，郑钦安认为乃心热移于小肠，小肠移热于肾所致。方宜清热养阴、降火为主，方用导赤散。

对于方义，郑钦安指出，导赤散乃养阴、清热、降火和平之方。方中生地黄甘寒入肾，凉血而清热，肾上通于脑，肾热清而脑热自解。木通甘淡，能降心火下行，导热从小便而出，故曰导赤。竹叶甘寒，寒能胜热。甘草味甘，最能缓正，亦能清热。并认为本方行气不伤气，凉血不伤血，为中和之剂。

2. 人参白虎汤

组成：人参五钱，石膏八钱，知母六钱，甘草二钱，粳米一撮。

功用：清热、益气、生津。

主治：热伤气津。壮热面赤，烦渴饮冷，汗出恶热，脉浮大而芤。

方解：本方源出仲景《伤寒论》，原名白虎加人参汤。《伤寒论》原文云："服桂枝汤，大汗出后，大烦渴不解，脉洪大者，白虎加人参汤主之。"《医理真传·阴虚证问答》中，本方则载于"两上眼皮红肿痛甚，下眼皮如常，渐渐烦渴饮冷者，何故？"条下。本条病机，郑钦安认为系元阴不足于胃之上络，胃中之火发于上，伤及津液所致。上眼皮属于阳明胃，下眼皮属于太阴脾，病在胃而不在脾，故上眼皮肿而下眼皮不肿。胃火太甚，渐伤津液，故口渴饮冷。治以"灭火救阴"，人参白虎汤主之。

对于方义，郑钦安指出，人参白虎汤为灭火救阴之神剂。病人所现病形，未见阳明之实据，不得妄施；若已现阳明之实据，即当急投。本条病人上眼皮红肿痛甚，又见口渴饮冷，为胃火已盛、津液已伤，当急用人参以扶元阴，石膏以清胃热，知母以滋化源，甘草、粳米以培中气。

3. 小柴胡汤

组成：人参八钱，柴胡六钱，黄芩七钱，半夏四钱，甘草三钱，大枣四枚，生姜三钱。

功用：表里双解，调和枢机。

主治：伤寒少阳证。往来寒热，胸胁苦满，默默不欲饮食，心烦喜呕，口苦，咽干，目眩，舌苔薄白，脉弦。

方解：小柴胡汤为《伤寒论》名方。《医理真传·阴虚证问答》中，载小柴胡汤于"两耳前后红肿痛甚，口苦者，何故？"条下。本条病机，郑钦安认为系元阴不足于少阳经，少阳经气之阳气旺而为病。两耳前后，俱属少阳地界，两耳前后红肿痛甚，少阳之火旺可知。治以小柴胡汤倍人参、黄芩。

对于小柴胡汤方义，郑钦安指出小柴胡汤为表里两解之方，亦转枢调和之方。方中人参之甘寒为君，扶元阴之不足；柴胡苦平为臣，舒肝木之滞机；佐黄芩之苦以泻少阳之里热；佐半夏、生姜之辛散，以宣其胁聚之痰水；大枣、甘草为使，以培中气。大枣、甘草之甘，合黄芩苦寒之品，可化周身之阴；合半夏、生姜辛散之品，则可调周身之阳。化阳足以配阴，化阴足以配阳，阴阳合配，邪自无容，故能两解。郑钦安还将小柴胡汤化裁，倍用人参、黄芩，则功在养阴清热。

《医法圆通》中有较为丰富的小柴胡汤圆通运用法，具体内容如下：

一治两胁胀痛。夫两胁乃少阳所主，今见胀痛，是少阳之气抑郁不舒也。柴胡汤力能舒少阳之气，故治之而愈。

一治头响两侧胀。夫头之两侧，乃少阳所主。今见胀而响，是少阳之火浮于上也。柴胡汤力能治少阳之经，倍黄芩力能清少阳之火，故治之而愈。

一治两耳红肿痛甚。夫两耳前后。俱属少阳所主。今见红肿痛甚，是风热之邪，聚于少阳也。柴胡汤力能治少阳之风热，故治之而愈。

一治疟疾。夫疟之为病，多缘外邪伏于少阳，不能从转输而出，少阳居半表半里，邪欲从阳明而出则热，欲从太阴而入则寒。诸书云疟不离少阳，皆是明少阳之经气不舒，转枢失职，邪故伏而不去。小柴胡汤力能伸少阳之气，少阳之气伸，转枢复运，邪自从此而出，病自愈而人自安也。

一治吐酸不食。夫不食而吐之症，属于太阴，理宜温中健脾，今见不食吐酸，明是木气不舒，上克脾土，土畏木克，故不食。酸属木，乃是禀少阳热气所化，土木相凌，故见以上症形。小柴胡力能舒少阳之气，少阳之气舒，即不克制脾土，两经之气平，而病自不作矣。

一治妇女热入血室谵语。夫肝乃藏血之所，肝与胆相为表里，胆移热于肝，热入血室，故见谵语。柴胡汤力能治肝胆邪热，故治之而愈。

4. 大承气汤

组成：芒硝六钱，大黄五钱，枳实三钱，厚朴八钱。

功用：峻下热结，泻火救阴。

主治：阳明腑实，热甚伤阴。大便不通，脘腹痞满，腹痛拒按，热结旁流，日晡潮热，神昏谵语，口渴饮冷。

方解：大承气汤为《伤寒论》名方。《医理真传》中，载大承气汤于"鼻尖红肿，上牙龈肿痛，大便不利，烦躁谵语，口渴饮冷者，何故？"条下。对于本条病机，郑钦安指出系因元阴不足于胃、胃火旺盛、阴血反伤所致。太阳之邪流入燥地，已经化为热邪，唯有下夺一法以泻火救阴。

对于方义，郑钦安指出，大承气汤为泻火救阴之方。本病胃已经实，元阴将亡，当急用大黄、芒硝苦寒之品，以泻其亢盛之热；枳实、厚朴苦温之味，以破其积滞之邪。若不急用泻火救阴之法，顷刻元阴灼尽，命即不生。阳盛极者阴必亡，存阴不可不急。阴盛极者阳必亡，回阳不可不急。大承气汤与四逆汤一救阴、一回阳，皆有起死回生之功。

5. 黄连阿胶汤

组成：黄连四钱，黄芩四钱，芍药二钱，阿胶二钱，鸡子黄二枚。

功用：滋阴清火。

主治：少阴病热化证，阴虚火旺，心肾不交。心烦，失眠，咽喉痛，五心烦热，欲饮冷。

方解：本方出自《伤寒论》，原文云："少阴病，得之二三日以上，心中烦，不得卧，黄连阿胶汤主之。"主治少阴热化证。《医理真传·阴虚证问答》中，载于"咽喉痛，干咳无痰，五心烦热，欲饮冷者，何故？"条下。本条病机，郑钦安认为系元阴不足，少阴火旺逼肺所致。少阴之脉挟咽喉，喉之痛，由于火旺。肺之咳，由于火逼。无痰者，火盛而津枯。五心烦热者，元阴虚而为邪火灼。欲饮冷者，阴欲阴以救也。治宜清热润燥救阴，黄连阿胶汤主之。

对于方义，郑钦安指出，黄连阿胶汤为养阴、清热之方。本方原治少阴热化证而为心烦不得卧者。心烦者，系坎中之精不能上交于心；不得卧者，为离中之阴不能下降于肾。方中以黄芩、黄连、芍药之苦，直清其热；又以鸡子黄补离（心）中之气，阿胶以补坎（肾）中之精，坎离得补，阴阳之气自调，升降不乖，水火互根矣。

6. 栀豉汤

组成：栀子一两，豆豉二两。

功用：清热除烦，交通心肾。

主治：热扰胸膈，或真水不能上交于心、心热而神无所主。虚烦不得眠，心中懊恼，甚忽喜忽笑，言语异常，似癫非癫，似狂非狂。

方解：本方源出仲景《伤寒论》，原名栀子豉汤，仲景原文云："发汗吐下后，虚烦不得眠，若剧者，必反复颠倒，心中懊恼，栀子豉汤主之。"《医理真传·阴虚证问答》中，则见于"妇女病忽喜忽笑，言语异常，似癫非癫，似狂非狂者，何故？"条下。本条病机，郑钦安认为系真水不能上交于心，心热生而神无所主所致。郑钦安指出人身全赖水火两字，水火相依而行，互为其根。火下降则肾脏温，水上升则心脏凉，此阴阳颠倒之妙。若真阴不足，肾水不能上交于心，则心热生。心者，神明之主也，心热甚则神昏、喜笑、言语异常。治以栀豉汤养阴清热、交济阴阳。

对于方义，郑钦安指出，栀豉汤乃坎离交济之方。方中栀子色赤、味苦、性寒，能泻心中邪热，又能导火热之气下交于肾，而肾脏温。豆豉，豆形象肾，制造为豉轻浮，能引水液之气上交于心，而心脏凉。如此则一升一降，往来不乖，心肾交而此症可立瘳。仲景以此方治汗吐下后虚烦不得眠，心中懊憹者，是取其有既济之功。郑钦安从坎离交济、交通心肾角度阐述了栀豉汤的方义，颇有新意。

7. 独参汤

组成：洋参二两。

功用：峻补真阴。

主治：真阴亏虚。

方解：《医理真传·阴虚证问答》中，独参汤载于"每日早饭后，即咳吐黄痰数口，五心潮热，心烦口渴，大热饮冷，六脉细数者，何故？"条下。该条病机，郑钦安认为系元阴虚极、火旺而津液欲竭所致。治以峻补真阴，方用独参汤或当归补血汤。郑钦安独参汤以洋参代人参，则养阴生津之力更佳。该方"方解"，郑钦安指出独参汤为补阴第一方，认为以人参为补阳、回阳之品的见解大悖经旨。郑钦安说人参甘寒，洋参味苦，系苦寒之品，皆补阴之品，非补阳之品。且仲景回阳并不用参，而在人参白虎汤、小柴胡汤之类的大热亡阴之症才用参以存阴。并认为补坎阳之药，以附子为主；补离阴之药，以人参为先；调和上下，权司中土，用药又以甘草为归。

8. 葛根黄连黄芩汤

组成：葛根一两，黄连五钱，黄芩五钱，甘草五钱。

功用：解表清里。

主治：表证未解，湿热在里。

方解：本方源出《伤寒论》。《医理真传·阴虚证问答》中则载于"酒客病，身大热而喘，口渴饮冷，无头疼身痛畏寒者，何故？"条下。郑钦安认为酒客多积湿生热，酒气入腹顷刻，便窜于周身皮肤，烈性一过，湿气便留中脘。湿聚日久生热，热气逼肺，则生喘证。治当清热燥湿、升解，方用葛根黄连黄芩汤。本方方义，郑钦安指出葛根黄连黄芩汤为表里两解之方，能宣通经络、燥湿、清热。方中葛根气味甘辛，禀秋金之气，为阳明胃经主药。阳明主燥，肌肉属阳明胃，胃热甚故肌肉亦热，胃络上通心肺，热气上涌于肺故喘，热伤脾中阴血故渴。葛根之升腾，能宣通经络之邪热，热因湿积者，热去而湿亦去。黄芩、黄连苦以清热，苦能燥湿。甘草和中以培正气。内外两解，湿热自化。

9. 麻仁丸

组成：麻仁二两，芍药八钱，枳实八钱，大黄一两六钱，厚朴二钱，杏仁一两，白蜜一两。

功用：苦甘化阴，润燥行滞。

主治：血虚肠燥，大便艰涩。

方解：麻仁丸源出《伤寒论》。《医理真传·阴虚证问答》中，则载于"老人大便艰涩不出者，何故？"条下。郑钦安认为本条病机是因血虚不能润泽肠胃，肠胃枯槁。治法宜苦甘化阴为主，方用当归补血汤和蜂蜜，或甘草干姜汤，或麻仁丸。麻仁丸方义，郑钦安指出麻仁丸苦甘化阴、润燥行滞。方中麻仁、杏仁为多脂之物，以柔润之；大黄、芍药之苦，以下降之；厚朴、枳实苦温，以推荡之；使以白蜜之甘润，与苦合而化阴。阴得化而阳生，血得润而枯荣，肠胃水足，流通自如，推荡并行，其功迅速。

10. 六味地黄汤

组成：熟地一两，枣皮八钱，淮药五钱，茯苓五钱，丹皮六钱，泽泻三钱。

功用：利水育阴。

主治：元阴亏虚，肾水不足。

方解：六味地黄丸本方，源出北宋名医钱乙《小儿药证直诀》。《医理真传·阴虚证问答》改丸为汤，载于"男子阳物挺而不收者，何故？"条下。本条病机，郑钦安认为系元阴将绝、孤阳无匹，故用独参汤或六味地黄汤大补先天元阴。郑钦安指出六味地黄汤为利水育阴之方。方中地黄甘寒，滋肾水之不足；枣皮（山茱萸）、丹皮酸寒，敛木火之焰光；山药、茯苓健脾化气行水；泽泻甘寒，补养五脏，又能消湿。本条病机因水虚而火旺，又加木火助之，故阳物挺而不收。地黄补水，又能滋肝。肝主宗筋，为阳物之根。宗筋得润，而阳物立痿。枣皮、丹皮一敛一泻，火光即灭。又佐山药、茯苓、泽泻，健脾化气以行津液。郑钦安又说方中茯苓、泽泻为利水药，阴虚似不应利水，利水伤阴，殊不知用利水药于地黄之内，正取其利，以行其润之之力。

11. 甘桔汤

组成：甘草一两，桔梗八钱，天冬四钱，麦冬四钱，地骨皮三钱，桑白皮三钱，黄芩二钱，杏仁二十粒，白蜜五钱。

功用：苦甘化阴润燥。

主治：肺燥水泻。

方解：本方系从仲景《伤寒论》桔梗汤加味而来。《医理真传·阴虚证》中，甘桔汤载于"秋月人忽然腹痛水泻，日数十次，完谷不化，精神不倦者，何故？"条下。郑钦安认为本条病机系肺中元阴不足，肺气燥所致。肺与大肠相表里，大肠主传送。饮食入胃，不待消化，随燥热之气下降，而直趋大肠，故日泻数十次，腹痛饮冷，不倦。治法以清为主，方用仲景桔梗汤加天冬、麦冬、地骨皮、桑白皮、黄芩、杏仁、白蜜。本方方义，郑钦安指出甘桔汤乃苦甘化阴之方。方中桔梗之苦以开提肺气，伏热立消；合甘草之甘，苦与甘合，又能化阴，化阴足以润肺；又加天冬、麦冬、地骨皮、桑白皮、黄芩、杏仁、白蜜，一派甘寒、苦降之品以助之，而肺燥立止，水泻不作。

12. 芍药甘草汤

组成：芍药二两，炙甘草二两。

功用：苦甘化阴，润燥舒筋。

主治：血虚筋燥，筋缩不伸。

方解：芍药甘草汤源出仲景《伤寒论》。《医理真传·阴虚证问答》中，本方载于"筋缩不伸者，何故？"条下。郑钦安认为本条病机系血虚不能养筋、筋燥所致，治宜清燥养血，方用芍药甘草汤。本方方义，郑钦安指出芍药甘草汤乃苦甘化阴之方。方中芍药苦平入肝，肝者阴也。甘草味甘入脾，脾者土也。苦与甘合，足以调周身之血，周身之血既调，则周身之筋骨得养，筋得血养而燥气平，燥气平则筋舒自伸。本方或可加天冬、麦冬、白蜜。

13. 参枣汤

组成：洋参一两，枣仁一两，甘草五钱，猪心一个。

功用：滋阴养血，补心藏神。

主治：真阴不足、心血亏虚所致健忘。

方解：本方载于《医理真传·阴虚证问答》"年老之人多健忘，言语重复者，何故？"条下。本条病机，郑钦安认为系元阴亏虚、神无所主所致。法宜养血为主，气血双补亦可。方用补血汤、独参汤或参枣汤。参枣汤方义，郑钦安指出，本方为苦甘化阴、酸甘敛阴之方，不独治老年健忘，凡思虑损伤阴血者，皆可服。方中洋参甘苦，枣仁酸敛，以扶其元阴。元阴敛而真气即敛，故曰藏神。又得猪心同气相求。甘草从中合化，而真血有源源不竭之妙。本方又用于遗精，见于《医理真传》"阴虚证问答""五更后常梦遗精，或一月三五次，甚则七八次者，何故？"条下。

14. 大黄黄连泻心汤

组成：大黄一两，黄连五钱。

功用：苦寒泻火。

主治：三焦邪热。

方解：大黄黄连泻心汤方源出仲景《伤寒论》，原治无形之热邪伏于心下的热痞证。《医理真传·阴虚证问答》中，本方载于"大肠脱出数寸，肛门如火，气粗而喘，欲饮冷者，何故？"条下。本条病机系肺与大肠火旺，火上逼肺故喘，火下逼肠故肛出，治宜泻火。本方方义，郑钦安指出大黄黄连泻心汤为泻火之方。方中大黄、黄连苦寒，能泻三焦邪热，火邪一去，上下自安。

15. 附子泻心汤

组成：附子一枚，黄芩五钱，黄连五钱，大黄一两。

功用：泻热消痞，扶阳固表。

主治：心下热痞兼阳虚，热淋。

方解：附子泻心汤源出仲景《伤寒论》"心下痞，而复恶寒汗出者，附子泻心汤主之"条，原治心下热痞兼阳虚者。少阴无形之热，伏于心下而作痞，复见太阳之寒，又见汗出，有亡阳之虑，故用黄芩、黄连、大黄以泻少阴无形之伏热，又用附子以固根蒂而追元阳，寒热互用。郑钦安《医理真传·阴虚证问答》中以治淋证，同五苓散共载于"小便便时痛甚，口渴饮冷，其淋症乎？非淋症乎？"条下。

对于方义，郑钦安指出，附子泻心汤为寒、热并用之方。方中附子以鼓先天之阳，佐黄芩、黄连、大黄以泻伏热。运用时，可再加安桂二、三钱，以助附子之力，而又能化气，气化精通，热解邪出。

16. 杏冬二皮甘桔白蜜汤

组成：杏仁五钱，天冬四钱，麦冬四钱，地骨皮三钱，桑白皮五钱，桔梗四钱，甘草三钱，白蜂蜜半杯。

功用：清燥润肺。

主治：肺燥所致痢疾。

方解：杏冬二皮甘桔白蜜汤，载于《医理真传·阴虚证问答》"病赤白痢日数十次，腹痛拘急者，何故？"条下。郑钦安认为，痢疾多生于秋，乃燥金主气之时，复感外来之燥邪，客于肺金，闭塞清道，转输失职，津液不行于大肠，大肠亦生燥热，故曰肺移燥于大肠。肺气壅则大肠之气壅，而血亦与之俱壅，故作痢疾。白痢重在气之滞，赤痢重在血之涩，赤、白相兼，心、肺俱受燥也。治痢者当在心、肺二处求之，切勿惑于夏伤于暑，秋必成痢。治法上，郑钦安认为治痢当着重肺燥为主，虽赤、白有浅深之分，其源总归于燥之一字，但治其燥，则心肺之气即舒，不治痢而痢自止，不治赤白而赤白自消。故创杏冬二皮甘桔白蜜汤一方。

对于方义，郑钦安指出该方为清燥、润肺之方。因燥邪客肺，肺气壅塞，津液不行于大肠，以致气机滞涩，故以杏仁之苦以降之利之，又佐天冬、麦冬、桑白皮、地骨皮、甘草、桔梗、白蜜以开之、润之，俾燥邪去而肺气清，肃令行而气机畅。

17. 大黄木香汤

组成：大黄六钱，木香六钱，当归五钱，苏叶三钱，甘草三钱，白蜜半杯。

功用：调气行血。

主治：痢疾见气血壅滞者。

方解：本方为郑钦安所创，与杏冬二皮甘桔白蜜汤同载于《医理真传》"阴虚证问答""病赤白痢日数十次，腹痛拘急者，何故？"条下。郑钦安认为痢疾总归于燥之一字，肺移燥于大肠，肺气壅则大肠之气壅，而血亦与之俱壅，故作痢疾。因此调气行血一法在痢疾的治疗中略可遵从，故创大黄木香汤一方。本方为调气行血之方。方中大黄同当归、甘草，能泻血分之燥热而化阴，木香、苏叶、白蜜，能调气分之滞而化阳，气血两化，阴阳不偏，自然痢疾不作。

18. 补水汤

组成：洋参二两，白蜜一两，黄柏一两。

功用：峻补真阴，滋阴潜阳。

主治：阴虚阳亢，阴血暴虚，阳气暴浮于上。

方解：补水汤载于《医理真传·阴虚证问答》"女病血崩后，忽顶巅痛甚者，何故？"条下。本条病机，郑钦安认为系阴血暴虚、阳气暴浮于上所致。治宜峻补其水，海中有水，龙即能返于渊，乃真阴真阳互根之妙用。补水汤乃苦甘化阴之方。方中洋参色白味苦，苦能补心生血之源（贫者可以用沙参代洋参）；黄柏味苦，苦能坚肾注水之区；又以白蜜之甘，润肺而生金水之母。苦与甘合，足以化阴，阴得化生，而源不竭，龙虽属阳而性喜水，既有其水，则龙潜于渊，太空廓朗，而上下咸安。

19. 葛根汤

组成：葛根四钱，麻黄三钱，甘草二钱，芍药一钱，桂枝二钱，生姜三钱，大枣三枚。

功用：太阳阳明和解。

主治：风寒阻滞而吐血，兼见项背几几、自汗恶寒者。

方解：葛根汤方源出仲景《伤寒论》，原治太阳阳明合病，郑钦安以此治疗风寒阻滞而吐血者，载于《医理真传·杂问》"吐血一症，其阳虚乎？其阴虚乎？"条下。郑钦安认为吐血有"三要"：阳虚、阴虚、外邪阻滞。外邪阻滞吐血者，或因风寒之邪，阻其升降之气机，而循行经络之血液失其常度，或留胸膈，或停胃口，一触即发，血故外越。方中葛根为阳明之主药，用之以截阳明之路，而邪不敢入，又能鼓胃气上腾，足以助桂枝、麻黄发散祛邪之力，是以攻无不胜，战无不克也，邪去而血行安。

20. 赤小豆当归散

组成：赤小豆三升，当归十两。

功用：解毒清热止血。

主治：大便下血见阴虚、湿热者。

方解：赤小豆当归散源出《金匮要略》。《金匮要略·惊悸吐衄下血胸满瘀血病脉证治》云："下血，先血后便，此近血也，赤小豆当归散主之。"《医理真传·杂问》中，载于"大便下血如注，其有要乎？"条下。郑钦安认为大便下血有"二要"：阴虚、阳虚。先血后便多系阴虚。阴虚之人，下血如注，是下焦之阴不足，阴虚则火旺，火旺遂逼血外溢所致。赤小豆当归散乃解毒清热之方，重在赤小豆，以清肠中之湿热，又佐以当归活血行气之品。

21. 乌梅丸

组成：乌梅三百枚，细辛六两，干姜十两，黄连一斤，川椒四两，当归四两，桂枝六两，附子六两，人参六两，黄柏六两。

功用：寒热互用，补肝燥湿杀虫。

主治：蛔厥，久痢久泻。

方解：乌梅丸源出仲景《伤寒论》。《医理真传·杂问》中，本方载于"吐蛔之症，起于何因？"条下。对于吐蛔一证，郑钦安认为生于湿热，化于厥阴，治以乌梅丸。本方方义，郑钦安指出乌梅丸乃寒热互用、补肝燥湿杀虫之方。方中乌梅，大酸之气，以顺木之性，佐以桂枝、附子、细辛、干姜、川椒，一派辛热之品，导一阳之气下降，又能温中杀虫。复得黄连、黄柏泻心包无形之热，更兼燥湿，苦寒药品，惟此二味，能清能燥。继以人参、当归，滋养脾阴，虫去而中土立复，厥阴之气畅达而无滞机。

22. 十枣汤

组成：芫花二钱，甘遂一钱，大戟一钱，大枣十枚。

功用：攻逐水饮。

主治：水停心下的心悸，悬饮、水肿见水饮停聚者。

方解：本方源出《伤寒论》。《医理真传·杂问》中，载于"怔忡起于何因？"条下。郑钦安认为怔忡为心阳不足、阴邪所干所致，若心阳不足、水停心下，则致心悸、心动不安，治以十枣汤攻逐水饮。本方方义，郑钦安指出十枣汤为决堤行水第一方。方中芫花、大戟、甘遂三味苦寒辛散之品，功专泻水行痰。但行之太烈而伤中，故用大枣补中。

五、五脏病证诊治

（一）心系病证诊治

1. 心病不安

心病不安，为《医法圆通》第一证，乃因心血不足，或心气不足，气血不能养心，心失所养，而致心慌、心烦、不得安宁，或伴自汗为主要表现的一种病证。对于本病的病因病机，郑钦安指出主要有二：心血不足与心气不足。两者各自的证候特点如下：

（1）心血不足

其人多烦，小便短赤，咽中干，肌肤枯槁憔悴，而神不大衰，甚则狂妄喜笑。脉细数或洪大。喜食甘凉、清淡、油润之品。

治疗上，对于心血不足所致心病不安，郑钦安认为一般医者多能辨识，而且一听心不安宁，便大多偏重于心血不足，一味与人参、酸枣仁、茯神、远志、琥珀、龙骨、朱砂、地黄、当归、桂圆肉，或天王补心丹、安神定志丸等以养血宁心。若证属心血不足，固然有效，但若证为心阳衰败，则用之不当。故郑钦安提醒医者，诊治心病不安证不可忽略心气不足的病因病机。

（2）心气不足

其人少神，喜卧懒言，小便清长，或多言多劳力、多用心一刻，心中便潮热而自汗出，甚至发呕欲吐。脉细微或浮空。喜食辛辣煎炒极热之品。

心气不足者当温补心阳，为引起学者重视，郑钦安自创补坎益离丹一方（附子八钱，桂心八钱，蛤粉五钱，炙甘草四钱，生姜五片）。补坎益离丹主治心气不足、心阳不足的心病不安一证，虽然主治之脏为心，郑钦安的配伍却十分巧妙，上者治下，方中附子、蛤粉均能温补下元真火，真火藏于肾水之中，真火上腾，必载真水上交于心，真火足则心火足，体现了郑钦安重视肾中阳气之根的学术思想。

从上可知，心血不足所致心病不安乃因阴血不足，心气不足所致心病不安乃因阳气亏虚。阴血不足，当养血宁心。阳气不足，当温补心阳。

2. 惊悸

惊悸又称心悸，乃指以心中惊慌、心中急剧跳动、惊慌不安不能自主为主要临床表现的病证。本证病名最早见于《金匮要略》。《金匮要略·惊悸吐衄下血胸满瘀血病脉证治》云："寸口脉动而弱，动即为惊，弱则为悸。"《丹溪心法·惊悸怔忡》中提出本病病因病机当"责之虚与痰"。郑钦安认为惊悸要分惊与悸两者，应当以心惊为一证，心悸为一证，二者有所区别，不可混淆。心惊多由神气之衰，不能镇静；心悸多由水气凌心，阴邪上扰。心惊与心悸在证候上的具体区别如下：

（1）惊

因正气虚衰，心神无所主而致，表现为触物而心即惶惶无措，偶闻震响而即恐惧无依。

（2）悸

因心下有水气，阴水上扰心神所致，变现为心中悸动不安，甚或水停心下，时时荡漾，无惊自悸，如有物忡心。

治疗上，郑钦安批驳了当时一般医生一见惊悸，而不加区分，一概以龙骨、朱砂、茯神、远志、酸枣仁、人参、当归安魂定魄的错误认识。郑钦安指出心惊得之以正气虚衰，法宜扶阳，以交通水火为主，用方可予白通汤、补坎益离丹之类。心悸得之以心下之水气，故法宜行水，可予桂苓术甘汤、泽泻散之类。如心悸甚而伴心痛剧烈，时闻水声，则当以十枣汤攻逐水饮。

3.心痛

心痛又称胸痹，是因正气虚衰，痰浊、瘀血、气滞、寒凝而引起心脉痹阻不畅，以胸部发作性憋闷、疼痛为主要表现的病证。"心痛"病名最早见于长沙马王堆汉墓出土的《五十二病方》，《黄帝内经》《金匮要略》则命名为胸痹，《金匮要略》以栝楼薤白半夏汤、栝楼薤白白酒汤及人参汤等方治疗本病。对于本病，郑钦安首先指出心有痛证。因有医书云："心为君主之官，其可痛乎？所云痛者，实心包也。"郑钦安认为心、肝、脾、肺、肾五脏并六腑、周身经络、骨节、皮肤，皆为有形之躯壳，全赖先天无形之真气以养。真气不足，无论在何部，便生疾病，故心亦有痛证。其次，郑钦安指出心痛需注意与胃痛相鉴别，心居于膈膜之上，下一寸即胃口，胃口离心不远，故容易将胃痛当作心痛，需要细察。

本病病因病机方面，郑钦安认为人活一口气，气盛则为有余，为热邪；气衰则为不足，为阴邪。故热与阴上逆，皆能致心痛，心痛一证有寒、热之别，本病可以寒、热两字判之便可。阴邪所致心痛与热邪所致心痛在证候上的区别主要在于：

（1）热邪所致心痛

其人必面赤，心烦热，小便短赤，口渴饮冷。

（2）阴寒之邪所致心痛

其人多面青唇白，或舌青黑，喜热饮，喜揉按，二便自利。

治疗方面，郑钦安指出当时弊端不分心痛胃痛，一味行气破滞，不辨阴阳。治疗应当区分阴阳寒热。若热邪所致心痛法宜养阴清火，方可予黄连木香汤、导赤散、当归散之类。阴寒所致心痛法宜扶阳祛阴，方予甘草干姜汤加行气药，干姜、桂枝、吴茱萸之类。若阴寒已极，上攻于心，鼻如煤烟，唇口黧黑，爪甲青黑，满身纯阴，属于危急重证，当急以回阳救逆。

4. 不卧

不卧又称失眠，《内经》中称"目不瞑""不得眠""不得卧"，《难经》称为"不寐"。《内经》认为不卧的主要病机有邪气客于脏腑、卫气不能入阴、阴阳不和、胃不和则卧不安等。《内经》认为不卧的病机主要是"血气衰，肌肉不滑，荣卫之道涩，故昼日不能精，夜不得寐也"。仲景《伤寒论》《金匮要略》则以黄连阿胶汤、酸枣仁汤等治疗不卧。明代张介宾《景岳全书·不寐》中将本病分为有邪、无邪两大类，认为"有邪者多实证，无邪者皆虚证"。无邪多因真阴精血不足，阴阳不交，心神不安；有邪分为内邪、外邪，外邪如风、寒、疟等，内邪如痰、火、寒气、水气、饮食、忿怒等。明代李中梓《医宗必读·不得卧》则将本病概括为气虚、阴虚、痰滞、水停、胃不和等五个方面。清代程钟龄《医学心悟·不得卧》指出："有胃不和则卧不安者，胃中胀闷疼痛，此食积也，保和汤主之；有心血空虚卧不安者，皆由思虑太过，神不藏也，归脾汤主之；有风寒邪热传心，或暑热乘心，以致躁扰不安者，清之而神自定；有寒气在内而神不安者，温之而神自藏；有惊恐不安卧者，其人梦中惊跳怵惕是也，安神定志丸主之；有痰湿壅遏不安者，其证呕恶气闷，胸膈不利，用二陈汤导去其痰，其卧立安。"将不卧详细分为胃不和、心血虚、外邪、寒气、惊恐、痰湿等几种情况。

郑钦安认为，不卧一证，从病因来看，有因外邪扰乱正气所致者；有因内伤已久心肾不交所致者；有因大吐大泻所致者；有因忧思过度所致者。其区别如下：

（1）因外感而致者

是因邪气从外而犯皮肤、肌肉、经络、血脉、脏腑，正气受伤，心神不宁所致。

（2）因内伤而致者

或因肾阳衰不能启真水上升以交于心，心气即不得下降所致；或因心血衰，不能降心火以下交于肾，肾水即不得上升所致。伴见萎靡不振、气短神衰、时多烦躁等。

（3）因吐泻而致者

乃因吐泻伤及脾胃中宫之阳，中焦阳虚，不能运津液而交通上下所致。

（4）因忧思而致者

是因忧思过度，心君浮躁不宁，元神不得下于阴所致。

治疗方面，郑钦安指出当时医风，一见不卧即以安魂定魄的陋习，认为治疗本证当先分外感、内伤。若因外感所致者，治疗上必须去其外邪，正复神安，始能得卧。医者当根据病情，审定邪气性质与所在部位，汗出不透者运之，可吐者吐之，可下者下之，可温者温之，可凉者凉之。若因内伤所致者，法宜交通上下、交通阴阳，方予白通汤、补坎益离丹之类。因吐泻所致者，法宜温中，可予吴茱萸汤、理中汤之类。因忧思而致者，

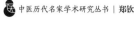

首先应调畅情志，选方用药则可予归脾汤、越鞠丸之类解郁。郑钦安诊治不寐一证，注意区分外感、内伤，重视交通心肾、交通上下、交通表里，同时重视脾胃、重视情志疗法，与《医学心悟》辨治相近，而又提纲挈领，确实超出诸家。

5. 健忘

健忘又称善忘、喜忘。是指记忆力减退，遇事善忘的一种病证。《素问·调经论》说："血并于下，气并于上，乱而喜忘。"指出有气血逆乱所致健忘的。南宋陈无择《三因极一病证方论·健忘证治》云："脾主意与思，意者记所往事，思则兼心之所为也……今脾受病，则意舍不清，心神不宁，使人健忘，尽心力思量不来者，是也。"指出本病多由心脾不足所致。《丹溪心法·健忘》则认为"健忘精神短少者多，亦有痰者。"指出有精气虚衰或痰浊上扰者。

郑钦安则认为，健忘固有阳虚、阴虚之别，但又可以以精神不足统摄。他指出人禀阴阳二气以生，阴阳二气浑为一气，神居二气之中，为气之宰，故曰精、气、神。精气足，则神自聪明，故无健忘；精气衰，则神昏，故健忘。治法宜交通阴阳，并加以调养胎息之功。方用白通汤，或桂枝龙骨牡蛎散、三才封髓丹、潜阳丹等，多服可以收效。

（二）肺系病证诊治

1. 肺病咳嗽

咳嗽历代论述较多，《素问·宣明五气》说："五气所病……肺为咳。"《素问·咳论》认为咳嗽系由"皮毛先受邪气，邪气以从其合也。"又说："五脏六腑皆令人咳，非独肺也。"将咳嗽分为肺咳、心咳等五脏咳，以及胃咳、胆咳等六腑咳等。隋代《诸病源候论·咳嗽候》有十咳之称，除五脏咳外，尚有风咳、寒咳、支咳、胆咳、厥阴咳等。明代张景岳将咳嗽分为外感、内伤两类，说："外感之邪多有余，若实中有虚，则宜兼补以散之。

内伤之病多不足，若虚中夹实，亦当兼清以润之。"

郑钦安认为，辨治咳嗽首先要区分是从外而入者，还是从内而出者，即外感与内伤，这点上与张景岳相似。他斥责当世俗医治疗咳嗽，不分外感、内伤，每多见痰化痰，见咳止咳，所用药品，无非杏仁、贝母、冬花、紫菀、百合、桑皮、化橘红、苏子、白芥、南星、薄荷、半夏等品，及参苏饮、苏沉九宝、滋阴六味等方，一味杂投，以为止咳化痰，但却每每酿成劳证，贻害无穷。

郑钦安指出，外感咳嗽者，责之风寒暑湿燥火之邪外犯，闭其太阳外出之气机，气机不畅，逆于胸膈。胸中乃肺之地面，气欲出而不出，发为咳嗽。外感咳嗽一般有发热、头疼、身痛等症状，根据感邪的不同，还有不同的兼症和临床特点。如感风邪者，兼自汗恶风；感受寒邪者，兼无汗恶寒；感受暑邪者，兼口渴饮冷，人困无力；感受湿邪者，兼四肢沉重，周身觉冷而酸疼，不甚发热；感受燥邪者，兼吐痰胶粘，喜饮清凉；感受火邪者，心烦，脉洪，小便短赤，饮冷。

内伤咳嗽者，有阴虚、阳虚。但以阳虚阴盛多见，阴虚也有十居一二。阳虚咳嗽者，症见困倦懒言，四肢无力，人与脉息无神，唇舌青淡白色，而喜热饮，食少心烦，身无发热，即有发热，多在午后，不像外感咳嗽终日发热。其病因心肺之阳不宣，不能化其本经之阴邪，逆于胸中，而发咳嗽。阳虚咳嗽又有陈寒入肺、脾胃阳虚、肝肾之阳不足、水泛于上等证型。

治疗上，外感咳嗽，感于风者，以桂枝汤、祛风散之类。感于寒者，散其寒而咳嗽自已，如麻黄汤、小青龙汤之类。感于暑者，清其暑而咳嗽自已，主以益元散、清暑汤之类。感于湿者，渗其湿而咳嗽自已，主以二陈汤、桂苓术甘汤之类。感于燥者，润其燥而咳嗽自已，如甘桔汤、麦冬饮之类。感于火邪，散其火、清其火而咳嗽自已，如导赤散、葛根芩连汤之类。

阳虚咳嗽者，若心肺阳虚，扶其阳而咳嗽自止，主以姜桂茯半汤、温肺饮之类。脾胃阳衰者，舒其脾胃而咳嗽自止，如半夏生姜汤、香砂六君汤、甘草干姜汤之类。肝肾阳衰，水邪泛上者，温其肾而咳嗽自止，如真武汤、滋肾丸、潜阳丹加吴萸之类。

阴虚咳嗽者，其人水少火多，临证多表现为饮食易消，精神言语声音必壮，心性多躁暴，肌肤多干粗，吐痰胶粘，喜清凉，脉必细数，恶辛辣热物。治疗宜黄连阿胶汤、六味地黄丸之类。

若久病无神，皮肉如火炙而无润泽，喜热恶冷，此因真气衰极，不能熏腾津液而灌溉肌肤，十有九死。又有咳嗽阳虚阴盛已极，元阳将脱，气喘痰鸣，六脉浮空，或劲如石，唇青爪甲黑，周身大热，自汗。是为脱绝危候，急宜大剂回阳饮。

郑钦安在《医法圆通·肺病咳嗽》载"治咳奇法"，说一人患咳嗽，发呕欲吐，头眩腹胀，小便不利。郑钦安认为是膀胱气机不降而返上，遂以五苓散倍桂，一剂便通，而诸证立失。此法所治乃膀胱咳，辨治心法则宗《伤寒论》水逆一证。

2. 肺痿肺痈

《医法圆通·各症辨认阴阳用药法眼》中，将肺痿与肺痈合在一节中讨论。肺痿、肺痈之名始见于《金匮要略·肺痿肺痈咳嗽上气病脉证治》。痿者，枯萎不荣也，多为津涸而肺焦；痈者，壅塞不通也，多为热聚而肺溃。《金匮要略》云："热在上焦者，因咳为肺痿。肺痿之病，从何得之？师曰：或从汗出，或从呕吐，或从消渴，小便利数，或从便难，又被快药下利，重亡津液故得之。"对于肺痈，《金匮要略》则认为："咳而胸满振寒，脉数，咽干不渴，时出浊唾腥臭，久久吐脓如米粥者，为肺痈。"又说："风伤皮毛，热伤血脉。风舍于肺……血为之凝滞，蓄结痈脓……始萌可救，脓成则死。"后《诸病源候论·肺痈候》说："肺痈者……寒乘虚伤肺，塞搏于血，蕴结成痈，热又加之，积热不散，血败为脓。"唐孙思邈《备急千金要方》则创用苇茎汤治疗肺痈，后世多宗之。

郑钦安认为，肺痈、肺痿二证名异而源同，肺痿多虚证，肺痈多实证，肺阳不足而肺痿生，肺阴不足而肺痈起。他指出《金匮要略》治疗肺痿，首列甘草干姜汤辛甘化阳，故肺痿病机当为肺中虚冷。又说肺痿之痿字，即萎谢之义，有如花木之叶萎，萎败而无润泽，故肺痿一证当因下元肾中真气不能气化水液上熏蒸于肺，故治疗上宜温肺，宜甘草干姜汤。而《金匮要略》治疗肺痈以皂荚丸，是甘咸养阴之法，故肺痈病机必是肺热。郑钦安又说肺痈之痈字，即壅塞之义，为壅聚不通、热伏不溃之象。故肺阳不足而肺痿生，肺阴不足而肺痈起。

3. 喘证

喘证是因感受外邪、痰浊内蕴、情志失调而致肺气上逆，失于宣降，或久病气虚，肾失摄纳，以呼吸困难，甚则张口抬肩，鼻翼扇动，不能平卧为主要临床表现的一种病证。喘证在《内经》中便多有论述，《灵枢·五阅五使》中说："故肺病者，喘息鼻张。"《灵枢·五邪》指出："邪在肺，则病皮肤痛，寒热，上气喘，汗出，喘动肩背。"《素问·举痛论》说："劳则喘息汗出。"指出喘证病因病机有外感、内伤与虚实之别。明代张景岳在《景岳全书·喘促》中把喘证分为虚实两证："实喘者有邪，邪气实也；虚喘者无邪，元气虚也。"

郑钦安把喘证分五大类，有因外感风寒而致者，有太阳证误下而致者，有胃火上攻而致者，有湿痰水饮闭塞而致者，有元气欲脱而致者。具体如下：

（1）风寒所致

因风寒而致者，是因风寒之邪，闭塞肺气，肺气发泄不畅，上壅而喘。临床特点见发热、头痛、身疼。治疗风寒喘证法宜宣散，如麻黄汤、定喘汤，小青龙汤之类。

（2）太阳误下

因太阳误下而致喘证者，病由太阳之邪未解，壅塞发泄不畅，本宜开启腠理，俾邪早出。医者若不明其理，见其发热，以为火盛，妄用攻下，客邪下陷，愈不得出，壅于胸膈，呼吸错乱，而生喘证。治法宜举其所陷之邪，如桂枝汤去芍药倍桂，或重加干葛。

（3）胃火上攻

因胃火上攻而致喘证者，病由胃中素有伏热，与外来之热邪相合，或胃中有停滞生热，热甚则邪火上攻，热逼于肺，致生喘证。其证见大渴饮冷，口臭气粗，二便不利等。法宜攻下，如大小承气汤，白虎汤之类。

（4）痰湿水饮

因痰湿水饮而致喘证者，病由太阳气化失调，脾胃转输失职，水湿停滞，痰水日盛，上干清道，壅塞太甚，呼吸错乱，而致喘证。其证见食少痰多，清水上涌，喉中不利。治疗法宜温中除湿，如桂苓术甘汤，理中加砂、半、茯苓之类。

（5）元阳将脱

因元阳将脱而喘者，病由其人阳衰阴盛已极，逼阳于外，阳气不得下趋潜藏，元阳外越，阴阳两不相接，呼吸错乱，而致喘脱。证见面白唇青，口舌鰲黑，人无生气，全是一团纯阴。法宜回阳收纳，如吴萸四逆汤加丁香、胡椒、砂仁之类。

（三）脾胃病证诊治

1. 胃病不食

针对胃病不食一证的病因病机及诊治，郑钦安批驳了当时"市习"一见不食，便以平胃散加丑牛、槟榔、山楂、麦芽、香附、三棱、莪术之类投之的弊端。指出不可因病人不食，即杂投消食、行气、破滞之品。认为治疗上先因分清阴阳，分型论治，主要包括如下几个方面：

（1）外邪伏而不宣，逆于胃口

因外邪所致者，常伴有发热、恶寒、恶风、恶热、头痛、身痛、口苦、便赤、四肢酸痛等症状。治疗上按六气节令，祛邪而饮食自进。

（2）饮食生冷，停滞胃口

因饮食生所致者，常见饱闷吞酸、胸膈胀痛等症状，治疗上，郑钦安认为应以温中、行气、消导之法治之，生冷去而饮食进。

（3）七情过度，损伤胃气

因七情过度所致者，常因忧思，或悲衰，或恐惧，或用心劳力，或抑郁，或房劳。按七情所伤而调之，则饮食自进。

（4）阳虚

因阳虚所致者，阳衰则阴盛，阴主闭藏，故不食。治之宜扶阳，阳旺阴消，饮食自进。

（5）阴虚

因阴虚所致者，阴虚则火旺，火伏于中，则烦热口渴饮冷，甚呃逆不休，咳嗽不已，反胃而食不下。治疗上轻者予白虎加人参汤，重者予大承气汤、小承气汤之类。

另有因真阳虚极，不能化生真阴，阴液枯涸。伴见少神气短、肌肤不润泽，若火炙然，思食淡润凉物。此时治疗上不可妄用苦寒之品，而宜大甘大温以复阳，阳回则阴长阳生，津液自生。

2. 脾病呕吐泄泻

呕吐一证乃因胃失和降、气逆于上所致，主要与外邪犯胃、饮食不节、情志失调、脾胃虚弱有关。泄泻则主要与湿邪与脾胃功能失调有关。《内经》称泄泻为"鹜溏""濡泄""洞泄""注下""后泄"。明代医家李中梓对泄泻进行了总结研究，提出了淡渗、升提、清凉、疏利、甘缓、酸收、燥脾、温肾、固涩等"治泄九法"。

郑钦安批驳了当时"市习"一见呕吐、泄泻，即多用藿香正气散、胃苓汤、柴苓汤、四神丸、肉蔻散等方的弊端，认为治疗本证应辨明阴阳。郑钦安将本证分为三类，分别是：只呕吐而不泄泻，只泄泻而不呕吐，呕吐与泄泻并行。并认为呕吐而不泄泻，是邪气干犯于上；泄泻而不呕吐者，是邪气干犯于下；呕吐与泄泻并行者，是邪气隔于中，阻滞上中下气机，上下俱病。

从病因上来讲，则分外因与内因。外因有风、寒、暑、湿、燥、火，内因则有饮食停滞、阳虚、阴虚几种情况。

本证为脾病，以六经证治来说，主要与太阴关系密切。外感之因，有因邪气外感，表邪未解，妄行攻下，引邪入内，邪陷于中，而致呕吐泄泻。治法宜升举其所陷之邪，如桂枝汤加葛根之法。又有因外邪传经而至太阴的情况，治疗上不论是何种邪气，但以太阴本经为主。从太阴"标本中气"而言，太阴为标，太阴中气为阳明，太阴本气为湿，湿为阴邪，一切外邪传至太阴，多从太阴本气所化，则为湿邪，多会导致泄泻。也有不从太阴本气，而从中气阳明所化者，从中气阳明所化则为热邪，以皮肤发黄、小便赤、呕吐等症状多见。也有从太阴之标化者，则为阴邪，多见腹痛不食。故治之之法，从太阴"标""本""中气"求之，则病因病机以湿、热、阴三字可定。从阴、从湿者，患者吐泻较甚而肢冷唇青，治宜理中汤、吴茱萸汤之类。从热化者，患者吐泻而思水饮，可予五苓散、四苓汤、黄连吴茱萸汤之类。

又有霍乱一证，又称发痧，以吐泻较甚而兼有腹痛剧烈者，亦可依据太阴经"标""本""中气"（湿、热、阴）三法求之。

又有卒闭而即四肢冷、腹痛吐泻甚者，是因病患体内正气先虚，外邪猝然入里，闭其清道，邪正相攻，而致腹痛、吐泻并作。治疗上，法宜宣之、散之、开之、刺之、刮之。

又有饮食停滞而致吐泻者，证见饱闷、吞酸、嗳臭，则治以温中消食。

又有阳虚命门火衰所致呕吐者，平素俨若常人，但劳心用力若言，即发呕吐，或稍猪肉即大泻者，治疗上宜以温补中阳或温补命门之火。

又有阴虚所致呕吐者，乃因血液枯涸，贲门不展，食物不得下，朝食暮吐，食而即吐者。郑钦安所述此种情况实际属于噎膈所致呕吐。

总之，郑钦安辨治呕吐泄泻，主要着眼于外因、内因，外因以"标""本""中气"（湿、热、阴）为纲，内因则以阴虚、阳虚、饮食停滞为纲。郑钦安又说呕吐与反胃、咳嗽、呃逆、吐血，皆是一个"逆"字，只要把定好阴阳实据治之，发无不中。

3. 胃痛

胃痛又称胃脘痛，多因外感邪气、内伤饮食、情志与脏腑功能失调所致。《灵枢·邪气脏腑病形》说："胃病者，腹膜胀，胃脘当心而痛。"《素问·六元正纪大论》说："木郁之发……民病胃脘当心而痛。"

针对胃痛，郑钦安批驳了当时"市习"，一见胃痛便多以元胡、乳香、没药、陈皮、青皮、莪术、三棱、枳壳、厚朴投之的弊端。认为使用这些行气导滞药，若果有积滞，则有效；若肠素虚，则必增其害。在辨证治疗上，郑钦安指出胃痛一证有饮食、寒热、虚实之别，不可执定有形质之胃，当着眼于"胃中往来之气机"，认为胃痛主要与胃中气机失调有关。主要包括如下几个方面：

（1）因饮食停滞于胃所致者

本证因饮食停滞，胃中之气机不畅所致。症见饱闷、吞酸、嗳气，痛处手不可近。治疗上宜消食行滞，方如厚朴七物汤、平胃散加香附麦芽之类。

（2）因胃阳不足、外感阴寒生冷所致者

本证因胃阳不足，复感外寒生冷食物，中寒顿起而致。证见胃痛而喜

揉按、喜热饮，或口吐清水、面白唇青。治疗上宜温中行气，方如香砂六君汤，或理中汤加肉桂、砂仁、香附、木香之类。

（3）因湿热所致者

本证多因肠胃素有伏热，过食厚味而生热，气郁不舒郁而化热而致积湿生热所致。证见胃痛而多烦躁、唇红、气粗、大便坚实。治疗上宜用"下夺"之法，以清热导滞为主，方如调胃承气汤、大黄木香汤、四磨汤之类。

除上述所论三证，又有因阴气太盛、逼阳于外而致心胃腹痛者，治疗上宜扶阳祛阴为急。

4. 脐痛

脐痛一证，郑钦安批驳了当时一见脐痛，不辨阴阳，一味调气行血，每以木香、小茴、当归、白芍、川芎、枳壳、沉香之类的"市习"弊端。认为须辨明上下阴阳，方能治之为当。

郑钦安指出，脐痛有阴阳之别。脐居阴阳交界之区，脐上属脾胃，脐下属肝肾。痛在脐上，当着重脾胃。痛在脐下，当着重肝肾。脐上下俱痛者，乃脾胃与肝肾俱病。主要包括如下几个方面：

（1）脐上独痛者，是脾胃之气停滞，多见饱闷吞酸。治疗上当急以消食行滞之品，方如平胃散加香附、麦芽、枳壳之类。

（2）若脐痛而喜热饮，揉按而痛即减者，乃因脾胃之阳不足、不能化其阴寒之邪所致。治疗上宜温中，方如理中汤、香砂六君子汤、甘草干姜汤等，可加香附、肉桂、丁香之类。

（3）若脐痛不喜热饮、不喜摩按，得热而反剧者，乃因脾胃有郁热而气滞所致，治疗上宜以开郁行滞之法，方如厚朴七物汤加麦芽、炒栀子、香附之类。

（4）若脐上痛而见先有发热恶寒、头项强痛之候，因下后方见脐痛者。是因太阳之邪未解，误下而邪陷于脾所致。当以桂枝大黄汤治之。

（5）若脐下独痛、阴寒太甚而见烦满囊缩者，是因厥阴之气不宣所致，治宜回阳祛阴，方如吴萸四逆汤、白通汤之类。若脐下独痛、厥阴热邪伏而不宣，或上攻为喉痹、下攻便脓血、热深厥深、口臭气粗者。治宜扶阴，如鸡子黄连汤之类。

5. 大便不利

大便不利，是指大肠传导功能失常，导致大便秘结、排出艰难的病证。《内经》中对本证已有认识，如《素问·厥论》说："太阴之厥，则腹满䐜胀，后不利。"《素问·举痛论》说："热气留于小肠，肠中痛，瘅热焦渴，则坚干不得出，故痛而闭不通矣。"仲景于《伤寒杂病论》则设立了承气汤的苦寒泻下、大黄附子汤的温里泻下、麻子仁丸的养阴润下、厚朴三物汤的理气通下以及蜜煎导诸法。清程钟龄《医学心悟·大便不通》将便秘分为实闭、虚闭、热闭、冷闭四种。

郑钦安批驳了当时一见大便不利，不问阴阳虚实，便多用大黄与滋阴润肠之香油、蜂蜜、麻子仁、郁李仁、当归、白芍之类的"市习"弊端。他指出大便不利有阳虚、阴虚、阳明胃实、肺移燥热几种情况。具体如下：

（1）阳虚大便不利

本证乃因下焦火衰，不能化下焦之阴，阴主静而不动，真气不能施其运行之力，而致大便不利。即前人所谓阴结寒闭。证见其人大便不利而无神、面目唇口青黑、满口津液、不思茶水，虽十余日不便，而并无腹胀、烦躁不安等症状。或有口渴，但喜热饮，冷物全然不受。治宜扶阳。方如回阳饮加肉桂、砂仁，白通汤，附子甘草汤之类。

（2）阴虚大便不利

本证乃因火旺伤血，血液枯槁，肠中之糟粕干涩不行，如船舟之无水而停滞不动，而致便秘。即前任所谓热结阳秘。证见大便不利而烦躁，声音响亮，渴欲饮冷，吐痰干黄，脉或洪大细数。治宜养血清热。方用润燥汤、麻仁丸、养血汤，加麦芽、香附、蜂蜜之类。

（3）阳明胃实大便不利

本证乃因外邪入胃，从胃热而化为热邪，热甚则胃中津液立亡，而致大便不利。证见大便不利而恶热、口臭、身轻、气粗、饮冷，甚则狂妄谵语、痞、满、实、燥、坚。治宜急下存阴，方如大小承气汤之类。

（4）肺移燥热大便不利

本证乃因燥邪乘肺，肺与大肠相表里，表分受邪，渐及里分，而致大便不利。法宜清燥为主，方如甘桔二冬汤、益元散之类。

6. 呃逆

呃逆，是指胃气上逆动膈，气逆上冲，喉间呃呃连声，声短而频，不能自止为主要表现的病证。《内经》提出本病病位在胃，与寒气有关。

郑钦安批驳了当时一见呃逆，阴阳不分，一味以橘皮、半夏、竹茹、丁香、柿蒂等药治之的"市习"错谬。认为治疗呃逆应明辨阴阳，将呃逆分为阳虚、阴虚、元气将绝等几种情况。具体如下：

（1）阳虚呃逆

本证乃因中宫之阳不足，以致阴邪隔据于中，阻其呼吸往来接续之机所致。证见呃逆无神、安静、不食、不渴。治疗上，法宜温中降逆为主。方如理中汤加吴萸、半夏之类。

（2）阴虚呃逆

本证乃因阴虚火旺，火邪隔拒于中，阻其上下交接之气，而致呃逆。证见呃逆而烦躁、饮冷、恶热、精神不衰、二便不利。治疗方面，法宜苦寒降逆为主。方如大小承气汤之类。

（3）元气将绝呃逆

本证乃因元阳将绝，群阴顿起，阻其升降交接之机，而致呃逆。证见呃逆而大汗、自汗出，或气喘唇青，或腹痛囊缩，或爪甲青黑，或头痛如劈、目皆欲裂、耳肿喉痛等种种病情。治宜大剂回阳降逆。方如吴萸四逆汤，白通汤之类。

7. 反胃

反胃，是指饮食入胃，宿谷不化，经过良久，由胃反出的病证。张仲景《金匮要略》云："趺阳脉浮而涩，浮则为虚，涩则伤脾，脾伤则不磨，朝食暮吐，暮食朝吐，宿谷不化，名曰胃反。"《太平圣惠方》称之为"反胃"。明代医家张景岳认为本病病因"或以酷饮无度，伤于酒湿；或以纵食生冷，败其真阳；或因七情忧郁，竭其中气。总之，无非内伤之甚，致损胃气而然。"

郑钦安认为本证以阴阳判之便了，将反胃分为阳虚、阴虚。

（1）阳虚反胃

本证因阳衰不能镇纳僭上之阴，阴邪过盛，势必与阳相拒，一切经火烹调之物，皆不能容，故下喉数刻，或二三时乃仍吐出所致。证见其人反胃而脉大而空，或劲如石，言语一切无神，困倦喜卧。治宜回阳降逆为主。方如吴萸四逆汤、半夏生姜汤之类。

郑钦安指出，诸书云朝食暮吐，为命门无火，不能熏蒸，果称灼见。但张介宾各家用药多以阳八味、大补元煎治之。这些方剂为补补命门必用之药，似乎舍此二方，无从下手。郑钦安说他曾试用阳八味、大补元煎两方，却多不见效。他认为之所以不见效的原因是，阳八味、大补元煎都以熟地为君以补阴、枣皮（山茱萸）以滋阴、丹皮以泻火，用桂、附仅十中之二三。而命门无火，宜专用桂、附补火，不可用地黄、枣皮滋阴。张景岳说善补阳者，阴中求阳，用一派养阴之药，杂一二味补火之品于中，而谓阴中求阳，这是未明阴阳之道。殊不知仲景于纯阴无阳之证，只用附子、干姜、甘草即能起死回生，并不杂一养阴之品。仲景求阳，在人身坎宫中说法，景岳求阳，在药味养阴里注解。反对张景岳补阳时在温阳之品中杂以养阴药（阴中求阳）的学说。

（2）阴虚反胃

本证乃因阴衰不能制火，火拒于中，气机有升无降所致，故饮食下喉一刻，仍然吐出。证见其人反胃而精神不衰、声音响亮、烦躁不宁、关脉洪大有力。治法宜苦寒降逆为主。方如大小承气汤之类。

8.胀满

胀满一证，诸书分别有肤胀、腹胀、水胀、气胀、血胀、蛊毒之名。郑钦安认为本病病因主要有两端：一是因太阳失职、气化失化而致者，十居七八。一是因吐泻伤中、克伐元气而致者，十居四五。

太阳失职者，乃因太阳为一身之纲领，主皮肤，统营卫，脏腑、经络、骨节，莫不有赖于太阳一经。太阳居坎宫子位，一阳发动，散水精之气于周身，乃众阳之宗，为一元之主，故称之曰太阳。若不知保护，情志、六淫损伤，以致一元阳气伤损，运化失于皮肤，则肤胀生；运化失于中州，则腹胀作；运化失于下焦，则阴囊、脚胀起。水逆于肺，则生喘咳；水逆于肠，则生泄泻；水注于左，注于右，留于上，留于下，留于中，化而为痰，则有五饮之说，为水胀之源。

至于气胀，则为元气散漫之证，多起于大病久病，或吐泻，或过于克伐，伤于一元阳气。

至于血胀，周身浮肿而皮色紫红，是气衰而阴乘于上，也有周身浮肿而小腹硬满、小便短赤，是阳衰于下，而阴不化。

由此，郑钦安指出，"万病起于一元伤损"。胀满证治，宜扶一元之真火，元气复则运化不乖。方如术附汤、姜附汤、真武汤、桂苓术甘汤、附子理中汤、麻黄附子细辛汤、附子甘草汤之类，分别可用于肤胀、水胀、气胀、血胀、腹胀等。

9.痢疾

对于痢证一证，郑钦安推崇清代名医舒驰远之说，将痢疾辨为四纲：

秋燥，时毒，滑脱，虚寒。并认为四纲之中，燥证十居其八，时毒十居二三，滑脱与虚寒十居四五。

燥证之痢者，证见里急后重，日虽数十次，精神不衰，喜饮清凉。治疗法宜清润，如甘桔二冬汤。

时毒之痢，证见里急后重，发热身疼，并具有传染性，是因时行不正之气，由外入内，伏于肠胃，与时令燥气相合，胶固肠胃而成痢。治疗法宜升解，如人参败毒散，葛根芩连汤之类。

滑脱与虚寒之痢，其病因病机都因中宫阳衰，运转力微，阴邪盘踞肠胃，阻滞元气运行之机，虽有里急后重，粪出尚多，却不像秋燥与时毒之痢，每次便时，不过几点，其证多见面白无神，四肢困倦。治疗法宜温固为主，如附子理中汤，理脾涤饮之类。

（四）肝系病证诊治

1. 肝病筋挛

对于肝病筋挛一证，郑钦安批驳当时一见本证，即滥用木瓜、秦艽、伸筋草、舒筋草、威灵仙、松节、地黄、乌药、羌活等品，不辨阴阳的"市习"流弊。肝在体为筋，故郑钦安将筋挛一证视为肝病，郑钦安认为主要病因有：因霍乱吐泻而致者；因误汗而致者；因阳虚失血而致者；因阴虚而致者。另外亦有忿怒抑郁生热，热盛伤血，而致筋挛者。

本证病因病机主要如下：

（1）因霍乱吐泻而致者

本证因霍乱吐泻太甚，伤及中宫，中宫阴阳两亡，转输失职，不能运津液而交通上下，筋骨失养，而致筋挛。治疗上，法宜安中。方如吴茱萸汤、理中汤等。

（2）因误汗而致者

本证乃因误汗发汗太过，骤伤血液，火动于中，筋脉失养，而致筋挛。

治之宜扶阴，方如仲景芍药甘草汤等。

（3）因阳虚失血而致者

本证乃因阳气衰弱，不能统血，血亡于外，气衰于内，熏蒸失宜，渐至枯槁，筋脉失养，而致筋挛。治疗上，法宜大辛大甘以扶阳。方如仲景附子甘草汤、甘草干姜汤等。

（4）因阴虚而致者

本证乃因外邪入内，合阳经气化，而为火邪，火甚血伤，筋脉失养，而致筋挛。治疗上，法宜养阴清火，如鸡子黄连汤、六味地黄汤、生地四物汤等。

2. 中风

对于中风证治，郑钦安将其分为中风（狭义）、中痰、中食。狭义的中风证，郑钦安认为是因邪气外中所致，以"卒倒昏迷，口眼㖞斜，或身软弱，或周身抽掣"为主要临床症状。但是郑钦安反对专主祛风化痰的治法，认为祛风化痰只会耗散人体元气，增加病情。他说人身原凭一气包罗，无损无伤，外邪无由得入，内邪亦无由得出，凡得此疾者，必其人内本先虚，一切外邪始能由外入内，一切内邪始能由内出外，闭塞脏腑经络气机，而令中风，不能一味责之邪气。故治疗上主张在先天真阳虚衰这一病机上下手，但扶其真元，内外两邪皆能绝灭，是不治邪而实以治邪，未治风而实以祛风。

中痰一证，郑钦安认为，痰皆由内而生，半由太阳失运，水液不行，聚而为痰。或由中宫火衰，转输失职，水湿生痰。或由心阳亏损，不能镇纳浊阴，水泛于上，而痰证生。中痰者多因素禀阳衰，积阴日盛，饮食不运，气机不宣，忽然感受外邪引动痰邪，阻滞气机，寒痰上通，堵塞清道，表现为"人事昏迷，喉中痰响，脉滑"等证候。治疗宜扶阳为先，祛痰为末，方用姜附汤、姜桂茯半汤、真武汤之类。

对于中食，郑钦安指出，病由其人中气素虚，运化气衰，阴邪已经发动，偶遇饮食入内，阻滞不进，闭其清道，人事卒倒，形如死人。若平常气实之人，日日酒食厌饱，则不会发生中食。故中食者，亦必其气先衰于内。治疗宜先探吐之，吐后急温补脾土。

（五）肾系病证诊治

1. 肾病腰痛

腰痛一证，多因腰部感受外邪，或因外伤，或有肾虚而引起气血运行失调，脉络绌急，腰府失养所致。《素问·脉要精微论》云："腰者，肾之府，转摇不能，肾将惫矣。"说明了腰痛与肾虚的密切关系。《素问·刺腰痛》认为腰痛主要属于足六经之病，并分别阐述了足三阳、足三阴及奇经八脉经络病变时发生腰痛的特征和相应的治疗。《丹溪心法·腰痛》归纳腰痛的病因主要有："腰痛主湿热、肾虚、瘀血、挫闪、有痰积。"

郑钦安批评当时一见腰痛，不探究阴阳虚实，便谓房劳过度，伤及肾阴，一概投以熟地、枣皮、杜仲、枸杞、巴戟天、何首乌、肉苁蓉、补骨脂、菟丝子、龟胶等品以滋阴补水的"市习"弊端。指出腰痛一证病因病机主要有阳虚、阴虚、寒邪闭束、湿气闭滞等。将腰痛分为阳虚腰痛，阴虚腰痛，外邪闭束所致腰痛，湿气闭滞所致腰痛。主要内容如下：

（1）阳虚腰痛

因阳虚而致腰痛者，或由其用心过度，亏损心阳；或由饮食伤中，损及脾阳；或由房劳过度，亏损肾阳。阳衰阴盛，百病丛生。下焦之阴寒太盛，阳微而不能运转腰府，而致腰痛。证见腰痛而身重、畏寒、精神困倦。治宜峻补坎阳，阳旺阴消，腰痛自已。方如阳旦汤、术附汤、羌活附子汤之类。

（2）阴虚腰痛

阴虚所致腰痛者，多因肾阳素旺，火盛血伤，元阴日竭，真阳无依，而致腰痛。证见腰痛而小便赤、咽干、多暴躁、阳物易挺、喜清凉。治宜养阴，阴长阳消则肾气自摄，腰痛可愈。方如滋肾丸、地黄汤、封髓丹倍黄柏加全皮之类。

（3）寒闭腰痛

因寒而致腰痛者，多因外感寒邪，寒邪从太阳而入少阴。少阴为阴脏，外寒亦阴，入而附之，阴主收束，闭阻肾中真阳运行之气机，而致腰痛。证见腰痛而发热畏寒，或兼身痛、咽干不渴、时时欲寐。治宜温经散寒，寒散而腰痛自已。方如麻黄附子细辛汤、附姜汤之类。

（4）湿滞腰痛

因湿滞而致腰痛者，多因素禀劳苦，久居湿地深坑，中气不足，易感外来之客邪，太阴与肾相连，湿邪不消，流入肾界，阻其运行之机，而致腰痛。证见腰痛而四肢沉重，常觉内冷，天阴雨时加重，腰重如有所系。治之宜温经除湿，湿去而腰痛自已。方如肾着汤、桂苓术甘汤加附子细辛之类。

2. 遗精

遗精一证，多因肾虚精关不固，或君相火旺、湿热下注，扰动精室所致。《灵枢·本神》称本病为"精时自下"。《金匮要略》称本病为"失精"。本证诸书有有梦而遗、无梦而遗、用心过度而遗、见色而遗、闻女声而遗、无故自遗等分别。郑钦安认为不必细分这些名目，而统以心肾不交、神魂不藏为主。

郑钦安指出，人之立身，原以心肾为主。肾气上腾，载水气以交于心，而心脏凉；心气下降，使君火以入肾，而肾脏温。神居于心肾二气之中，昼则从离（心），夜则从坎（肾）。神主宰气，气统摄精，气动而精不藏。因此神魂不藏、神不清而气虚好色而致遗精者，十居其八。

治疗上，法宜封固。"市习"多用龙骨、牡蛎、金樱子、粟壳、枸杞、巴戟天、莲须涩精无效。而郑钦安崇用三才封髓丹、桂枝龙骨牡蛎汤、白通汤等，认为皆有交济阴阳之功。

3. 小便不利

小便不利又称癃闭，是由于肾与膀胱气化失司而导致尿量减少，排尿困难，甚则小便闭塞不通为主症的一种病证。癃闭之名，首见于《内经》，后世又称为小便不利。

郑钦安批驳了当时一见小便不利，不辨阴阳，便以木通、车前、滑石、黄连治之的"实习"弊端。他提出小便不利一证，有阳虚、阴虚、心移热于小肠，与太阳腑证中之蓄尿、蓄热、蓄血、癃闭诸证等情况。其中太阳腑证中之蓄尿、蓄热、蓄血、癃闭诸证在《医理真传》六经证治部分论述。《医法圆通》主要论述了阳虚、阴虚、心移热于小肠等导致小便不利的三种情况，具体如下：

（1）阳虚

因阳虚而致的小便不利，病因下焦阳气虚弱，阴寒闭阻膀胱尿道，阳虚气化无力，不能气化，故小便不利。证见小便不利而无力、无神，两尺部脉浮空或极劲，口不渴，或有渴者，但必喜热饮。治疗上，因扶助下焦之阳，温化阳气。方如桂苓术甘汤倍桂加白蔻、砂仁，或桂枣丸加胡椒、丁香之类。

（2）阴虚

郑钦安所论因阴虚而致小便不利者，实际为阴虚所致湿热证候。病因乃下焦阴血不足，邪热遂生，热结于尿窍隧道，闭其水道流行之机，故小便不利。证见其人多烦躁、口渴饮冷、小便或能滴几点，或短赤而热痛。治疗上，宜扶助下焦之阴，养阴泄热利尿。方如四苓滑石阿胶汤、益元散之类。

（3）心移热于小肠

因心移热于小肠而致小便不利者，乃因心火太旺，或焦思太甚，而生心火。心与小肠为表里，心热甚而小肠受之，热伏小肠，伤及血液，小肠流行失职，而致小便遂不利。证见烦躁、口渴饮冷、小便短赤而痛等。治宜清心利尿。方如黄连解毒汤加滑石、木通，或导赤散倍生地之类。

4. 淋证

淋证，是因肾、膀胱气化失司、水道不利而致的以小便不利、淋沥不尽、尿道涩痛、小便拘急、痛引腰腹为主要临床表现的一类病证。淋之名，始见于《内经》，《素问·六元正纪大论》称为"淋閟"。《金匮要略》称为"淋秘"，并对本病的病症作了描述："淋之为病，小便如粟状，小腹弦急，痛引脐中。"《中藏经》则将淋证分为冷、热、气、劳、膏、砂、寒、热八种。《诸病源候论》则分为石、劳、气、血、膏、寒、热七种。《备急千金要方》提出"五淋"之名，《外台秘要》具体论述"五淋"说："《集验》论五淋者，石淋、气淋、膏淋、劳淋、热淋也。"

郑钦安指出，前人所论淋证有劳淋、砂淋、血淋、气淋、石淋之别，是因病情症状而立名者。而郑钦安欲从病因病机着手，探求其"一定之要"，认为淋证病因病机乃以"阳不化阴，抑郁生热"为主。

郑钦安指出，大凡病淋之人，以少年居多，由其世欲已开，若专思淫邪，目之所见、耳之所听、心之所思，皆能摇动阴精，邪念一萌，精即离位，遂不复还，停滞精道，不能发泄，久则抑郁生热，熬干阴精，结成砂石，而成淋证种种病形症状。当小便之时，气机下降，败精之结于经隧者皆欲下趋。但尿窍与精窍，相隔很近，精窍与尿窍异位而同源，尿窍易开而精窍不易开启。好色之人，元阳日耗，封锁不固，当心君情欲之火下照，尿窍已开，精窍亦开，尿欲速出，而精窍又开，两窍相启，彼此牵强，欲行不行，而痛故愈甚。尿窍与精窍原本是不同时开启的，而淋证全是二窍并开之缘故，两相欲下，停精之结与未结、化与未化者，皆欲下趋。精停而结者，有砂石之形，乃因郁热煎熬而成。好色过度，精未化者，则成血淋之源。

治疗上，治砂石，贵以清热为先，而化气之品亦不可少。治血淋，须以扶阳为重，交通上下，而固元尤当。

八正散、五淋散功专清热，亦多获效。但郑钦安治疗本证常于清热利水中，兼以化精、化气之品，鼓其元阳，使尿窍、精窍不同时并开。自述多用滋肾丸倍桂（炒黄柏、知母、肉桂），或以白通汤交通心肾，或以大剂回阳饮加细辛、吴萸、安桂，多所效验。

郑钦安治疗淋证之所以多用温阳温肾之品，他指出是取下焦有阳而开阖有节，温阳化气，精窍与尿窍不至两相并启的原因。他还说淋证初服回阳饮等温阳化气等方时，刚开始可能会小便更加疼痛，但尿来觉快者，这是气机将畅、病情当解的表现。因此郑钦安指出辨治本证，当总以阴阳两字，有神无神，两尺浮大，有力无力为准。

郑钦安治疗淋证，于一般清热通淋的见解不同，而果敢施以附子、肉桂、细辛、吴茱萸等辛温回阳之品，温阳化气治疗淋证，确实见解独到、超出诸家，真所谓"智圆、行方、胆大、心小"者。

5. 赤白浊

赤白浊又称尿浊，前人有赤浊、白浊之分。至于病因，有说赤浊属血，白浊属气，认为白浊乃因败精流溢，而血不及变则为赤浊。又说因房劳太甚，而发为白淫。又有说乃因脾移热于肾而致赤白浊的。又有说白浊乃劳伤肾，肾冷所致者。郑钦安认为不必拘分，治疗本证只须握定阴阳，治之便了。

郑钦安指出，赤白浊并非前人所说败精所致。他说既然说赤白浊是败精，但本证不过一两次见之，并非日日见之，况精窍与尿窍不并开。精关不牢多因元阳不固，赤白浊如果为败精，那么败精如此之多，哪有元阳不立时绝竭的呢？且赤白浊患者往往精神不衰者亦多，可知非元阳耗竭，并非败精。

郑钦安认为，本证病因总缘"阴阳二气不调，中宫运化机关失职"所致，与脾胃、小肠关系密切。

他论述说之所以如此者，盖先天赖后天以生，水谷之精气生血，水谷之悍气生精，血入于营，精行于卫，皆从中宫转输。若转输失权，或精或血，便流注小肠阑门。小肠阑门乃秘清别浊之所，从此渗入膀胱，渗入者赤，溺便赤，渗入者白，溺便白，并非膀胱之自能为赤白。

治疗上，前人多用利水，或认为湿热流注于下而用清热利水，郑钦安认为这尚未窥透本证"此中消息"。他说赤白浊缘由中宫不调，而中宫不调有寒热之别。因此治法上也有寒热之分：

寒主胃阳之不足，阻滞中宫，脾胃转输功能失职。本证证见小便赤白浊而面白无神、饮食短少、困倦嗜卧。治法上不问是赤浊还是白浊，但以温暖中宫为主，使寒邪去而脾胃转输复常。方如香砂六君子汤、附子理中汤之类。

热主胃气之过旺，盘踞中宫，脾胃转输功能失职。本证证见小便赤白浊而其人多烦躁好动、精神不衰、言语脉息有神。治法上不分赤浊、白浊，但以清胃为主，使热去而脾胃转输复常。方如导赤散加茯苓、车前子，清胃散，凉膈散之类。

六、血证诊治

郑钦安善治各种疑难危急重症，在血证一门更是敢于破斥俗法，以阴阳两纲分证论治血证，同时独崇扶阳收纳止血治法，不落窠臼，心法独到，值得深入研究。

（一）血证辨析阴阳为纲

郑钦安最为重视阴阳两纲，认为正确辨识阴阳既是临床首要关键之处，也是临床不易掌握的难点。他说："医学一途，不难于用药，而难于识证。亦不难于识证，而难于识阴阳。"又说："学者苟能洞达阴阳之理，自然头头是道。"所谓功夫应全在阴阳上打算。对于血证一门，郑钦安更是强调阴阳两纲的辨识。《医法圆通·血证门》指出，血证虽然可分为吐血、鼻血、牙血、毛孔血、耳血、二便血数端，但究竟不出阴阳盈缩两者。据郑钦安所述，当时世俗一见血出，红光遍地，便谓之火，皆以滋阴降火、凉血止血为法，予六味地黄汤、回龙汤、生地四物汤加炒荆芥、藕节、茜草、茅根、牛膝、大黄之类。郑钦安对此大加批驳，认为即便是火，亦有阴火、阳火之别，治法各自不同。他指出气能统血，若气过旺，逼血外越，患者起居一切有神，则为阳火，前所谓"市习之方"可用；若气过衰，不能统血，阴血上僭外溢，患者起居一切无神，则为阴火，滋阴降火、凉血止血法决不可用。中医临床辨证，不过阴、阳、寒、热、虚、实、表、里，若阴阳不分，自然动手即错。

临床病证千变万化，加之一些错谬粗陋的见解左右学者思维，阴阳往往难以辨识清楚。郑钦安说："今人动云吐血属火、脉大属火，皆是认不明阴阳之过也。"《医理真传》为指示后世学者，对其区分血证阴阳的经验做出了一系列总结。如认为吐血有虚实三要，有阳虚、阴虚、外邪阻滞，前两者为吐血虚证的阴阳两端，二者区别在于：阳虚吐血以"言语无神，脉息无神，面色无神，气衰力竭，困倦喜卧，不思饮食，咳多清痰"为主要临证特点；阴虚吐血以"言语有神，面色有神，脉息有神，吐虽多不觉其病，咳多胶粘之痰"为主要临证特点。阴虚、阳虚之下，再参合脏腑，则用药有据。阳虚吐血法宜辛甘化阳，调其中土，扶其元阳，如甘草干姜汤、理中、建中之类；阴虚吐血宜苦甘化阴，如泻心汤、导赤散、鸡子汤之类。

又如大便下血一证，郑钦安亦认为有阴阳两要：阳虚下血是因下焦之阳不足，不能统摄；阴虚下血是因下焦之阴不足，阴虚则火旺，火旺则逼血外溢。阳虚下血者，治疗宜培中下之阳，方用四逆汤、理中汤；阴虚下血者，宜培中下之阴，方用泻心汤、六味地黄汤、当归补血汤。除此阴阳两要，下血又要分粪前血与粪后血，便溏或硬，以判断病位与病性虚实。

粪前血者，失血在肠；粪后血者，失血在脾胃。先血而粪硬者，是胃火旺所致，可用白虎加人参汤、麻仁丸等方；先血而粪溏者，乃因脾不摄血，可用理中汤、建中汤等方；粪鞕而血后来者，是心火旺所致，可用导赤散；粪溏而血后来者，乃因心血虚，可用当归补血汤、参枣汤等方。先便后血为远血，主以黄土汤；先血后便为近血，主以赤小豆当归散。其余血证，皆仿于此。郑钦安说："用药一道，关系生死。原不可以执方，亦不可以执药，贵在认证之有实据耳。实据者何？阴阳虚实而已。阴阳二字，万变万化。在上有在上之阴阳实据，在中有在中之阴阳实据，在下有在下之阴阳实据。"细分阴阳，治疗方能有的放矢。

（二）阴证出血独重扶阳

郑钦安治疗血证，最有特色者莫过于其对扶阳回纳、温阳止血的广泛运用。郑钦安最为重视人身阳气，尤重阳气的根本元阳。他认为真阳是人体性命的根源，人身是一团血肉之躯，全赖这团真气运于其中立命，而真阳之性宜于潜藏，不得随意飞跃。若阳气不足，不能摄血，或阴气太盛，逼出下元真气，真阳浮越，迫血妄行，又不能收纳，皆可导致血证。而郑钦安认为上述病机在血证疑难危急重症是极为常见的，属于阴证出血，治疗上应重视扶阳回纳、温阳止血。正如前文所述，郑钦安在世时，世俗治疗血证是喜用寒凉滋阴法而畏惧辛温扶阳法的。郑钦安对此深为痛心，他说："今人一见失血诸证，莫不称为火旺也。称为火旺，治之莫不用寒凉以泻火。举世宗之而不疑，群医信之而不察。所以一得失血证，群皆畏死，由其一经失血，死者甚多，不知非死于病，实死于泻火之凉药耳……予有见于今之失血家，群皆喜服清凉而恶辛温，每每致死，岂不痛惜！"郑钦安针对这种滥用寒凉治疗血证的弊端，旗帜鲜明地提出了温扶阳气、辛温止血的治法。

《医法圆通·失血破疑说》以天之日月为喻，进一步说明了其中原理。郑钦安认为，天之日月犹如人身之气血，昼则日行于上而月伏于下，夜则月行于上而日伏于下，人身气血同样如此。血证患者是血行于上，而气伏不升。欲治血证，必待血伏于下，气升于上。而气为阳，法天，火也；血为阴，法地，水也。血为水，水既旺极而上逆出血，则不可更以滋水之品助之。治疗当辛温扶阳，升气于上，伏血于下，"知得此中消息，则辛温扶阳之药，实为治血之药也。"郑钦安还以七绝两首加以说明。其一云："吐血都传止血方，生军六味作主张。甘寒一派称良法，并未逢人用附姜。"其二云："血水如潮本阳亏，阳衰阴盛敢僭为。人若识得升降意，宜苦宜辛二法持。"以郑钦安所见，血本属水，血证以水旺极上逆者居多，此时应以姜、附等品补火消阴，则血证可退。

当然，辛温扶阳止血也有其适应证，其主要针对的是阴证阳虚出血，这一点郑钦安在著作中已反复阐明，对于阴证阳虚出血的辨识，也多处提及。如前文所论的阳虚吐血阴证特点是"言语无神，脉息无神，面色无神，气衰力竭，困倦喜卧，不思饮食，咳多清痰"，主要在于判断有神无神。除此之外，根据《医理真传》《医法圆通》两书中各处散在的血证证治内容来看，阴证出血还具有以下几个特点，可资鉴别：

第一，血证见虚衰性证候，无实热证表现。如《医法圆通·麻黄附子细辛汤四逆汤圆通应用法》中所论吐血见困倦、大便下血见气短少神两证，皆是阳虚阴证，治以四逆汤。四逆汤力能补火，阳旺而开阖有节，真阳足而能统摄血液，故治之而愈。

第二，出血之中，突见急迫危候。如论"吐血脉大"一证说："凡吐血之人，忽见脉来洪大。此阳竭于上，危亡之候也。"此证如残灯复明，"真阳之火种，其欲绝也明甚"。忽见脉来洪大，实际为元阳衰竭之危急重症，治疗扶阳回纳，潜阳归肾，则血证自安。

第三，血证而见真寒假热或阴盛格阳征象。如论"吐血身热"一证，郑钦安指出吐血之人多属气衰不能摄血，吐则气机向外，元气亦与之向外，故身热，此为真寒假热之象，急宜回阳收纳，不可施之凉剂。又如《医理真传》所论"满口齿缝流血不止，上下牙齿肿痛，口流清涎不止，下身畏寒，烤火亦不觉热者"，郑钦安认为其病机是肾中真阳欲绝，不能统摄肾中之血液，阴气上攻所致，治疗宜大剂四逆汤，以救欲绝之真火。

第四，为久病与素禀不足的血证患者。久病者及素禀不足者，常已阳气先虚，再见血证，阳气之极度衰竭可知。如论"皮毛出血"一证，郑钦安云："久病与素禀不足之人，忽见皮毛出血，此乃卫外之阳不足，急宜回阳收纳，不可迟延。"又如论"齿牙血出"一证，郑钦安亦云："素禀阳虚之人，并无邪火足征，阴象全具，忽见满口齿牙血出。此是肾中之阳虚，不能统摄血液，阴血外溢，只有扶阳回纳一法最妥。"

把握好以上辨证要点，阴证出血也就不难辨识。郑钦安说"阳虚吐血忌滋阴"，指出阳虚阴证的血证只宜扶阳，若正气日申，则阴血自降。这是治疗阴证出血的大法，也是郑钦安血证治疗心法的重心所在。

（三）祛邪止血不废寒凉

郑钦安治疗血证，虽然推崇辛温扶阳一法，但是对于祛邪、寒凉、滋阴等治疗血证的方法也有论述，认为在实证、热证、阴虚证等出血中，这些治法都有其运用的意义。如《医理真传》"吐血三要"中第三要点即是因外邪阻滞所致的血证。其所论外邪实质为风寒之邪，郑钦安认为若风寒闭塞，阻碍气机的升降，那么循行经络的血液就会失其常度，或停留在胸膈，或停留在胃口，一触即发，血液外越而成血证。并比喻说如沟渠中的流水本来流行自如，忽然从中闸定，则上流欲下之水，势必逆行上涌。其特点是必然见"发热，头疼，身痛，脉浮或紧"等证候。治疗上，郑钦安认为宜以升散、清凉为主，升散为祛风寒之邪，清凉是为解邪气郁阻之热，方用桂枝汤、葛根汤等。历代医著，论及血证证治，罕有以桂枝、麻黄、葛根主治者，郑钦安此论当是其临床实践的总结，值得学者重视。

郑钦安临床强调的是阴阳两纲，故寒凉滋阴降火止血之法，郑钦安并不偏废。其"吐血三要""大便下血两要"中皆有"阴虚一要"。从文中来看，"阴虚一要"实质就是讨论血证的实热证："阴虚之逆血者，由于阳气独旺。阳气过旺，势必上冲，冲之过节，血亦因而外越"。大便下血、小便下血亦有因胃火旺、心火旺、冲任伏热等证者，治法宜泻心汤、导赤散、人参白虎汤、赤小豆当归散、小柴胡加芩连之类降火止血，甚至清热攻下。如论"鼻血如注"，郑钦安说："病人发热烦躁，二便不利，口臭气粗，忽见鼻血如注，发热更甚者。此由邪火太甚，逼血妄行也。法宜清热攻下。"此证一派实热证候，自当以寒凉止血为法。郑钦安还指出"阴虚吐血忌用温补"，其特点是多半见精神有余，吐后人不困倦，此为有余之证，多因火伏于中、逼血妄行所致，只当清凉，平其有余。值得临床参考。由此可见，郑钦安临床并非执定温阳一途，于血证之中并不偏废寒凉，其实质还是本于辨证论治。在血证一门，一般医家多见火降火、见血止血，像郑钦安如此握定阴阳分证、独重温阳止血的医家是不多见的，其在血证阳虚阴证方面的辨证治疗经验值得我们深入研究。

七、外妇儿科疾病诊治

（一）外科疾病诊治

外科方面，郑钦安多强调内治。《医法圆通》中有《外科约言》一篇，集中论述了外科的圆通治法。

郑钦安指出，外科又谓疮科，凡疮之生，无论发于何部，皆可统以阴阳两字判之。由此将外科病证统分为阴证与阳证。外科阴证，其证见疮皮色如常，漫肿微疼，疮溃多半清水，清脓，黄水，血水，豆汁水，辛臭水。其人言语、声音、脉息、起居动静，一切无神，口必不渴，即渴定喜滚饮，舌必青滑，大小便必成疮。病因阴盛阳微，不能化阴血以成脓，故见以上病形。治疗法宜辛甘化阳为主，初起以桂枝汤加香附、麦芽、附子调和营卫之气，或麻黄附子细辛汤、阳旦汤皆可。疮溃而脓不稠，可用黄芪建中汤，附子理中汤。阴盛者，可用回阳饮、白通汤、黄芪甜酒炖七孔猪蹄、羊肉生姜汤之类。

外科阳证，其疮红肿痛甚，寒热往来，人多烦躁，喜清凉而恶热，大便多坚实，小便多短赤，饮食精神如常，脉息有力，声音响亮，疮溃多稠脓。其病皆由邪火伏于其中，火旺则血伤。治疗法宜苦甘化阴为主。初起以桂枝汤倍白芍，加香附、麦芽、栀子治之。或麻杏石甘汤，或人参败毒散加连翘、花粉之类。疮溃可用当归补血汤加银花、生地、白芍之类；或补中益气汤加生地、银花之类。

又有外科疮疡而见真阳暴脱者，证见疮痛如刀劈，忽然红肿，其色虽红，多含青色，人必困倦无神，脉必浮大中空，或大如绳，或劲如石，其唇口舌必青黑，每多旦发夕死。治疗宜急于回阳收纳。

（二）妇科疾病诊治

妇科方面，《医法圆通》有女科门专篇论之，主要探讨了经水先期而至、经水后期而至、经来淋漓不断、经水来多而色紫成块、经水来少而色淡、经水将行而腹痛、经水行后而腹痛、妇人经闭不行、崩、带、求嗣、妊娠、妊娠产后诸疾等证。调治月经方面多以温固元气、扶阳抑阴等法为主，指出要慎用寒凉。治崩则主张以大甘大温以挽救脱绝，如大剂回阳饮、甘草干姜汤之类，要慎用凉血止血之品。带证治疗则分为湿热下注与下元无火两大证型，湿热下注主以葛根芩连汤，或黄连泻心汤加茯苓、泽泻、滑石之类，下元无火则主以大补元阳、收纳肾气，方用潜阳丹加破故纸、益智仁，或回阳饮加茯苓、肉桂，或苓桂术甘汤加附片、砂仁之类。

（三）儿科疾病诊治

儿科方面，《医法圆通》有《小儿诸疾约言》一篇以总论儿科证治。篇中郑钦安强调小儿初生，只要安静，审无胎中受寒，无胎中受热，切不可用药以戕之，以伐生生之气，反对滥用苦寒以清胎毒的做法。该篇后半部分还讨论了痘证（天花）的治疗。

八、眼科疾病诊治 🦤

郑钦安于眼科一门也颇多造诣，其对眼科疾病的诊治，与其他眼科医家大相径庭，风格独特。其虽非眼科专科医家，但在眼科医学一途也颇多心法见解。郑钦安眼科的内容散见于《医理真传》《医法圆通》两书的各个章节，但合而视之，却是一个有机联系的整体。作为中医"火神派"的开山鼻祖，一个以内科为主的临床医家，郑钦安眼科既有别于一般眼科医家，又有别于其他内科医家的独特风格和理论，这些理论是郑钦安重视阴阳两纲、倡导温阳扶阳、推崇《伤寒论》经方思想的具体体现。郑钦安眼科对于眼科专科医生突破惯性思维，丰富完善眼科基础理论，有着重要的意义。综合来看，郑钦安眼科经验主要有以下三大特点。

（一）眼科六法分症为纲

以《秘传眼科龙木论》为代表的眼科专书，常将目病分为七十二症，甚至更多。如《银海精微》有八十一症，《审视瑶函》则称一百零八症。眼科"七十二症"甚至已成为了目病的代名词。而郑钦安则认为，分症愈细，证治愈繁，主张以阴、阳、虚、实、外感、内伤六法为纲，统率眼科诸症。如《医理真传·卷四》云："目症有云七十二症，有云三百六十种，名目愈多，旨归即晦，今为之总其大纲，括以阴阳两字为主，余不足录。"《医理真传·卷三》云："目科虽云七十二症，总不出阴阳虚实四字。"又于《医法圆通·卷一》指出："眼科有七十二种之别，名目愈多，学者无从下手，予为之括其要，统以外感、内伤两法判之，易于明了。"郑钦安是以六法为纲，以阴、阳、虚、实、外感、内伤六证统括眼科诸症，执简驭繁。从临床来看，郑钦安之论亦是切合临床实际的，不管七十二症也好，一百零八症也好，其发病机理皆不出阴、阳、虚、实、外感、内伤六者，临床证治若以此六法为纲，便能明辨眼科诸症病理，对症下药，虽简亦精。

郑钦安还对眼科六法纲领的具体运用作出了论述，详细区分了六证，尤其是阴证、阳证的区别。郑钦安治学，首分阴阳，他认为："医学一途，不难于用药，而难于识证，亦不难于识证，而难于识阴阳。"郑钦安在其书中反复辨明了阴阳是总纲，万病总是在阴阳之中，这一观点在其眼科证治中亦是一脉贯穿。《医理真传·卷四》中说："阳证两目红肿羞明，眵翳障雾，赤脉贯睛，目泪痛甚，小便短，大便结，喜饮冷者是也。阴证两目微红，而不羞明，即红丝缕缕，翳雾障生，而不觉痛甚，二便如常，喜饮热汤者是也。"郑钦安在此点明了眼科阴证、阳证的纲领，又因典型阴证易于辨识，故而着重强调了阴证中的难点——真寒假热。眼科阳证固然是有明显的热象在外，阴证亦常见热象，但此为假热之象，郑钦安提出了"两目微红，而不羞明"，"红丝缕缕，翳雾障生，而不觉痛甚"，"二便如常"，"喜饮热汤"这四点作为辨识眼科真寒假热的要点。学者如以郑钦安之论为据，临证识病则自能了然于胸中。

对于眼科外感与内伤，郑钦安亦明确了相应的纲领性内容。《医法圆通·卷一》云："无论何邪由外入内，初起定见恶风、畏寒、恶热、红肿胀痛、羞明流泪、赤脉缕缕等情。"这是明确了外感类眼病的特点。对内伤眼病的特点，则说："定无羞明红肿痛甚、恶热喜冷，其人少气懒言，身重嗜卧，面色青白，脉或虚细浮大中空，种种情形，皆是内伤虚损而生也。"郑钦安的外感、内伤之分，实际亦是虚实之分，他认为眼科外感为实，而内伤由于多伤于七情，"七情之扰，总属伤神，神者，火也，阳也，气也"，故内伤多伤于阳气，多为虚。

（二）六纲之下参合脏腑

郑钦安在六纲之下，亦强调脏腑部位相参，主张合六法以辨治。具体内容是：第一，阴阳之下，以部位辨脏腑。《医理真传·卷四》中于辨识阴阳二证内容下说："务看从何部发起，即在此处求之便了，部位亦不可不知，上眼皮属胃，下眼皮属脾，白睛属肺，黑睛属肝，瞳子属肾，两眦属心。"阴阳参以六部，更为明晰。第二，外感内伤之下，亦详辨脏腑及六气。于外感，则说："从外感者，多由染天行时气而作，看是何邪干于何部。干于肺者，白睛受病；干于心者，两眦受病；干于肝者，黑珠受病；干于肾者，瞳子受病；干于脾者，上下眼皮受病。"于内伤，认为由于内伤有七情之别，则会出现不同脏腑的损伤。如过喜损心阳，发为赤翳障雾；过怒损肝阳，发为青翳障雾；过于忧思损脾阳，发为黄翳障雾；过于恐惧损肾阳，发为黑翳障雾；过于悲哀损肺阳，发为白翳障雾。需要说明的是，郑钦安虽然亦重视眼科脏腑分布，但更为重视的仍然是阴阳两纲，认为机要不在脏腑，仍在阴阳。他说："目科以五脏所属，名为五轮。风轮主肝，黑珠也；血轮主心，两眦也；气轮主肺，白睛也；水轮主肾，瞳子也；肉轮主脾，上下眼皮也。又分八廓……其要原不在此，学者务要在二气（阴阳）偏盛上求之。"

可见，郑钦安对眼科疾病的诊治中，阴阳两纲为重中之重，是核心内容，脏腑辨证是统摄于阴阳、虚实、外感内伤之下的。郑钦安此种见解，原意在于执简驭繁，是鉴于"近来市习，一见目痛，并不察究外内虚实"的情况，意欲警醒学者重视根本的阴阳虚实内外纲领的。

（三）火神眼目方药心法

郑钦安在其《医理真传》与《医法圆通》两书中，列出了十条眼科病症专论。对于这些病症的治疗，郑钦安主要从阴阳两纲着手，主要分为阴证与阳证两大类。其中，重点讨论了眼科阴证的治疗。

眼科阴证共有八条，包括有《医理真传》中的"眼中常见五彩光华，气喘促者""两目忽肿如桃，头痛如裂，气喘促，面唇青黑者"，以及《医法圆通》中的目痛欲裂、眼胞下垂、白眼轮青、目肿如桃、目常直视、目光如华等。综观这些病症，可以发现郑钦安皆主阳虚阴盛，如在"眼中常见五彩光华"条下，郑钦安论述病机说："此五脏之精气发于外。夫目窠乃五脏精华所聚之地，今病人常见五彩光华，则五气之外越可知。而兼气喘，明系阴邪上干清道，元阳将欲从目而脱。"又如在"两目忽肿如桃"条下，郑钦安说："此先天真火缘肝木而上，暴发欲从目脱也。夫先天之火，原寄于肾，病人阴盛已极，一线之元阳，即随阴气而上升……面唇青黑，皆系一团阴气，元阳上脱已在几希之间。"余六条，亦持大致相同之论。由此可见，郑钦安十分重视眼科阴证，反复阐述了阳虚阴盛、元阳（又称真阳、真气、真火、真龙等）暴浮、阳气附阴气而上、暴脱于目的病机，这与通常眼科多主风热、阳热或肝肾不足的风格大不相同，可谓独树一帜。郑钦安基于上述病机，提出了回阳收纳的重要治法，在其书中处处皆可见"急宜回阳""大剂回阳""纳气归肾"等字眼，倡以收纳浮越于目之元阳，下归于肾的治法。在对眼科阴证的选方用药上，郑钦安眼科也与其他眼科医家不同，其他眼科医家多用时方，多为疏风、清热、补肝益肾药物；而郑钦安则以《伤寒论》经方为主，参以时方与自拟方，以温热药物为主。所用经方如四逆汤、真武汤、理中汤、建中汤、白通汤、乌梅丸等，所用时方如封髓丹等，自拟方如潜阳丹、补坎益离丹、桂苓姜半汤等。药则多用附子、干姜、桂枝、砂仁、半夏、白术等辛温之品。郑钦安眼科用药颇具特色，与传统眼科用药相比，实是别开生面。在《医法圆通·卷一》中，郑钦安说："近来市习，一见目痛，并不察究外内虚实，多用虫退、木贼、红花、菊花、决明、归尾、赤芍、荆芥、防风、薄荷、生地、夜明砂、夏枯草、冬桑叶、谷精草，与夫壮水明目丸、杞菊地黄丸、滋肾养肝丸，如此等方药，治外感风热、血虚，每多立效，若七情损伤，由内出外之目疾，鲜能获效。"由此也可见得郑钦安遣方用药与其他通常眼科医家的显著区别。究其缘由,全在于郑钦安重视伤《寒经论》方,倡用经方治眼病,以及对回阳收纳一法的灵活掌握。近代眼科大家陈达夫先生亦倡用《伤寒论》方、六经法治目疾,与郑钦安可谓不谋而合,共为眼科医界别样风骨。郑钦安在"眼中常见五彩光华,气喘促者"条下尚有七绝诗一首,诗云:"阴云四合日光微,转瞬真龙便欲飞。识得方名封髓意,何忧大地不春归。"诗中,郑钦安明白无误地指出了收纳回阳的眼科心法,可谓郑钦安眼科的最佳注解。

对于眼科阳证,郑钦安亦是心法独擅。郑钦安认为,内伤多是阴证,而外感多是阳证,他在《医理真传·卷四》中指出了眼科阳证的治疗大法:"再审外感、时气传染者,照外感发热,升解清凉法治之。"《医理真传》中还列出了"两上眼皮红肿痛甚,下眼皮如常,渐渐烦渴饮冷者"与"两目两眦赤脉缕缕,痛甚,舌肿厚,小便不利者"两条眼科阳证病症,进行了病因病机及治法方药的讨论,且具有以下特点:首先重视按部位辨脏腑。如说:"夫上眼皮属阳明胃,下眼皮属太阴脾,今在胃而不在脾,故上肿而下不肿。"又如:"夫大小眼角属心与小肠,二经元阴不足,元阳之气便盛而为病。"其次,在眼科阳证的治疗中重视重视保存元阴津液,如在"双眼皮红肿痛甚"条下说:"此元阴不足于胃之上络,胃中之火遂发于上,而津液伤也……法宜灭火救阴为主,方用人参白虎汤。"人参白虎汤正是治疗阳明气热津伤的代表方。在"两目两眦赤脉缕缕"条下也说:"此元阴不足,而少阴火沸也……法宜养阴清热为主,方用大剂导赤散加洋参、黄连主之。"可以看出,即使在治疗眼科阳热证之上,郑钦安也与其他眼科医家有所区别,这一区别实质仍然在于郑钦安对《伤寒论》方、《伤寒论》法的活用。

郑钦安

后世影响

一、历代评价 🕊

郑钦安为中医"火神派"开山鼻祖，自清末近代以来，学术影响巨大。其学术开创"火神"扶阳一脉，特别在当代近十多年来，广受学界瞩目。吴佩衡、唐步祺、郭子光、李可等知名学者深受郑钦安学术的影响，或曾对郑钦安学术进行过高度评价。

近代云南四大名医之一的吴佩衡，曾任云南中医学院首任院长，亦十分推崇郑钦安《医理真传》《医法圆通》两部著作，在其论文论著中多次引用《医理真传》《医法圆通》书中要论。吴佩衡在云南中医学院任教期间，曾多次印行两书，以之指导学生学习。至今，云南中医学院图书馆尚存有吴佩衡所整理的《医理真传》《医法圆通》两书油印本。

当代名老中医唐步祺编著《郑钦安医书阐释》，在"前言"中评价郑钦安说："今读其书，阳虚、阴虚各立专卷，病况不同，方药亦异，而各尽其圆通之妙，故虽长于治阳虚证，实亦不能以偏概全。"

全国首届国医大师郭子光教授在为唐步祺《郑钦安医书阐释》作序时，则评价郑钦安说："郑钦安书中所言不虚，内涵丰富，见解独超。《医理真传》所举阳虚证、阴虚证各数十条，皆为临证之真实纪录，其辨在疑似之间，其治巧妙而多验。仔细研究，郑钦安虽然强调辨别阴阳，实则重在阳气，善用辛热为长，其于阳虚辨治，所积累之独到经验，确是祖国医学中一份珍贵宝藏。"

当代名老中医李可在《扶阳论坛》则说："清代火神郑钦安传下来的这

套东西，是我们医学宝库里的一朵奇葩。"

郑钦安先生所创"火神派"自清末以来，近百余年间主要流传于四川、云南一带，继而成为全国性的学术流派。笔者曾在《中国中医药报》2815期（2007 年 10 月 19 日）撰写《怎样正确对待"火神派"》一文对郑钦安"火神派"学术进行过综合评价，主要观点如下：

（一）"火神"心法的立论基础仍然是辨证论治

研究"火神派"的学者常津津乐道"火神医家"对干姜、附子等温热药物的重用及广泛运用，重用附子等温热药物的医案多被认为是反映医家高水平的象征。于是，往往造成读者的误解，以为附子运用越多、使用越广，便越能证明自身水平高，甚至少数医家还以不论何种证型皆投以附子来标榜自己为"火神医家"，"抬手即是附子"仿佛成为"火神"的标志。殊不知，这是对以郑钦安为代表的"火神"先贤的曲解，是浮于表面、不究实质的错误认识。学者如能仔细研究"火神"医家的著作，便能发现"火神派"作为中医学术体系范围内的一种学术流派，其理法方药始终遵循辨证论治的规范。

"火神鼻祖"郑钦安最为强调阴阳两纲，他主张临证应以阴阳为实据，明辨内外，判明阴阳，认为"医学一途，不难于用药，而难于识证，亦不难于识证，而难于识阴阳"，倡导学者务必在阴阳二气上求之。郑钦安并不只是囿于温热药物的使用，其用药的思路遵循阴阳辨证的规律，这在郑钦安《医理真传》一书中明朗可见。郑钦安对姜、桂、附等品的运用是从阳虚证的根本病机出发的，有一定的适应证，并非毫无原则的一味滥用。其在阳虚证的论治上，重视肾中真阳，认为肾中真阳为生命根源，以潜藏为顺，不得随意飞越，在论阳虚病机时，大多是真阳腾越、不能固守于下。除阳虚证外，郑钦安同样亦精于热证辨治，在其《医理真传·阴虚证问答》中共设 39 症进行探讨，病机多为元阴不足、脏腑火旺，治法多为养阴清热降火、峻补真阴，方药多用导赤散、人参白虎汤、小柴胡汤、大承气汤、葛根芩连汤、六味地黄丸、大黄黄连泻心汤等泻火清热养阴之剂。可见"火神鼻祖"治病并不是仅仅局限于"姜附"之间。

"上海火神派"代表人物的祝味菊先生，对于附子的运用颇有其理论依据。祝味菊以"五段"论伤寒，将伤寒病的发生发展过程分为五个阶段，而划分此五个阶段的标准在于人体的"抗力"盛衰，这是对仲景伤寒六经辨证的独特发挥。祝味菊认为附子有鼓舞人体抗力的作用，故附子的运用应基于人体抗力不足的病理状态。对于抗力有余，则并不强调附子的运用。祝味菊对附子的配伍运用也十分灵活，如附子配石膏、附子配羚羊角、附子配磁石等，用量也有限，并不是一味重用、滥用附子。

（二）"火神"心法的根本目的是针砭时弊

《医理真传·坎卦解》云："历代诸家，俱未将一阳潜于水中底蕴搜出，以致后学茫然无据，滋阴降火，杀人无算，真千古流弊，医门大憾也。"郑钦安先生著作中多可见类似论述，郑钦安常常是一面阐述自身观点，一面又同时批驳"市习"，其根本精神是在针砭当时医家不辨阴阳寒热而恣用寒凉的弊端。因此可知，郑钦安之所以在其著作中以大量篇幅阐述阳虚证治法，倡用温热治法，目的是在于纠时风滥用寒凉之偏。

沪上川籍名医祝味菊亦是如此，祝味菊从蜀中初至上海之时，上海中医界承袭叶天士、王孟英，流行"轻灵"之风，用药多辛凉宣透、轻清芳化，重视温病时方，忽视《伤寒论》经方。祝味菊悬壶海上，一改时习，倡用温热，给当时的上海医界带来了一股清新之风。故说郑钦安、祝味菊两位先生的做派全在于针砭时弊，本质是强调辨证论治。

（三）"火神派"研究的学术价值

"火神派"作为近代中医史上一个重要的学术流派，有其存在的价值。

有学者把"火神派"善用姜、桂、附的现象归结为"火神医家"多出身四川，而四川盆地日照少、湿度大，"附子在四川人身上有着或多或少的耐药性"等地域因素，乍看似乎很有道理，细思之，其实不然。其一，"火神医家"虽然多为川籍，但行医范围并不局限于四川盆地。其二，四川盆地虽然日照少、湿度大，但并不能说明该地区的患者便一定都适用温热，该地区寒凉等法的运用同样十分广泛。可见，地域因素并不是"火神"现象的主要因素。"火神"温热心法的根本是在于对证，阳虚证是"火神派"研究的重点，对证治疗是我们掌握其温热精髓的基本原则，亦正是"火神派"的价值所在。

在研究"火神派"学术之时，我们不能只是看到其重用温热药物的现象，更重要的是要阐述清楚这些现象背后的真实含义，掌握其正确运用的原则。要正确辨识"火神派"与滥用温热者的区别，尤忌以偏纠偏、矫枉过正，落入谬误的无休止循环中去。

二、学派传承

郑钦安弟子及其私淑者众多，可谓名医辈出，其弟子及私淑其"火神心法"较为著名者主要有卢铸之、祝味菊、吴佩衡、补晓岚、戴云波、刘民叔、范中林等人，近来则有唐步祺、卢崇汉等人。其中以卢铸之、祝味菊、吴佩衡、范中林等人影响较大。

（一）卢铸之

卢铸之（1876—1963），名禹臣，晚号金寿老人，四川德阳人。为郑钦安嫡传弟子，得郑钦安亲传。卢铸之乃四川德阳人，出身于中医世家，少年时先随其姑父清代德阳著名儒医颜龙臣学文学医。卢铸之曾中秀才，经史子集根底深厚，因见八股文不能济世，加之体弱多病，故弃举子业而发奋学医。光绪年间，其姑父颜龙臣亲率卢铸之赴成都拜郑钦安为师。十一年学成后，卢铸之又遵师命游历四方，足迹遍及全国二十余省，考察各地人体体质状况、生活习惯、水土气候，研究各种药物的栽培、炮炙、性味、功用及其相互关系，三年后乃返成都，于光绪末年开设"养正医馆"。

卢铸之在学术上昭扬郑钦安学说，指出"医之阴阳至理，本于易"，将易理融入医学理论，强调立命在于以火立极，立法在于以火消阴，阳为主，阴为从。卢铸之继承郑钦安的学术观点，强调坎中之阳的重要作用。他说："失乾坤者，阴阳之灵也，气也。本天地之清真。故曰大父大母。仰坎离者，阴阳之精也，象也．得乾坤之中气，故曰中男中女……故乾坤之六子，唯坎离为至贵。以其得气之中，而为天地之真精，实阴阳之英华也"。又说："坎中之阳，火也二离中之阴，水也。水火互为其根，其实皆在坎中一阳也，为人生立命之根也。"

卢铸之在临证中亦善用大剂量姜、桂、附，时人尊称为"卢火神"。卢铸之曾盛赞姜、桂、附等辛温之品的功用："附子大辛大温大毒，至刚至烈，且刚中有柔，能内能外，能上能下，为药品中最大一个英雄也。以之治人，人健而身轻，以之治国，人和而国泰，以之治天下，而亿万年皆成盛世也。"而桂枝"有引阳出阴之能……实通达内外之能使"。生姜能"导气血阴阳之传变，助五行生成之气机，更能旋转于经络脏腑之间，驱寒除湿，和血通气"。卢铸之还创制有一些辛温有效方剂，为后世沿用，如"镇八方"（茯神、西砂壳、淫羊藿、南藿香、厚朴、青皮、炙甘草、生姜）。

卢铸之继承乃师衣钵，民国时为成都一方名医，以姜、桂、附等温燥之品治疗霍乱、结核时疫名噪一时。齐白石曾刻章赠送卢铸之，称卢铸之为"金寿老人"。新中国成立后，卢铸之曾被提名调北京中国中医研究院任职，但他因年高力衰，而恳辞未任。1958年受聘于四川省委党校医院，定为卫级一级。卢铸之著有《卢氏医学心法》《金匮要略恒解》《郑钦安医书集注》《卢氏临证实验录》《本草药性配合阐述》等书，至今在成都仍有传人。

（二）祝味菊

祝味菊（1884—1951），浙江绍兴人，晚年以"菊残犹有傲霜枝"之意，自号"傲霜轩主"。先祖时代业医，少年时随父到四川，曾拜蜀中名医刘雨笙为师，遍览中医典籍。后又入军医学校学习西医，攻读两年后赴日本考察医学，翌年回国。曾任成都市政公所卫生科长、四川省立医院医务主任等职。1917 年，33 岁时，为避川中战乱，移居上海。曾任神州国医总会执行委员，并与该总会及医界老友等筹办景和医科大学，并先后执教于上海中医专门学校、上海国医学院、上海新中国医学院，并任新中国医学院董事会董事、新中国医学院研究院院长、新中国医学院附属医院院长兼内科主任。1937 年，与留美西医梅卓生、德国医生兰纳博士在上海沙逊大厦合组中西医会诊所，开中西医结合之先河。新中国成立后，曾任上海中医学会筹备委员会委员。

祝味菊在学术上亦推崇伤寒之学，治病首重阳气，好用温热重剂，尤以擅用附子见长，有"祝附子"的美誉，曾提出以八纲论杂病，以"五段"论伤寒，其学术风格形成于移居上海之前，亦为蜀中火神传薪而有创见者，当为郑钦安私淑。祝味菊至上海后，因屡以温热大剂救治垂危病人而名噪一时。祝味菊认为一切外感疾病过程中，正气抗邪的趋势根据"抗力"的盛衰，不外分为五个阶段，六经证候也不出"五段"范围。六经代表了五种抵抗程序，即太阳为抗力开始抵抗阶段，少阳为抗力抵抗不济阶段，阳明为抗力抵抗太过阶段，太阴、少阴为抗力抵抗不足阶段，厥阴为抗力最后抵抗阶段。祝味菊所论的抗力实质就是人体的正气，亦相当于郑钦安所论的真阳一气、真火、元气、元阳。郑钦安认为真阳一气从下焦流出后，流行全身，根据一气盈缩进退而分为太阳、阳明、少阳、太阴、少阴、厥阴六经。祝味菊抗力抵抗的五个阶段与郑钦安的一气分为六经说有较为明显的学术渊源关系。郑钦安倡"万病一气"之说，认为天地一阴阳，六经还是一经，人身之无气还是一气，三焦还是一焦，万病总是在阴阳之中，六经不过是一气分布上下左右四旁之意。而祝味菊则主张"一贯之道，执要御繁"，与郑钦安"万病一气"执简驭繁的思想同义。

祝味菊认为，人体的抗力往往体现在人体的"阳"中，"阳衰一分，则病进一分；正旺一分，则邪却一分"。因此祝味菊在临证中十分重视温热扶阳治法的运用，好用附子，并创立了不少附子配伍方法，将其总结归纳为"相佐、相制、相用、相得"，如附子"加沙参、麦冬为清肺，人参、甘草为益气，白术、干姜为扶脾，是相佐也；加地黄、龟板为滋阴，是阴阳相配合，相颉颃也；加石膏、知母为清上，黄连、犀角为凉营，龙胆、黄柏为清下，是相制也；以甘佐以温辛，如甘草、大枣、生姜、桂枝、麻黄等，是相用相得也"。祝味菊认为，如此配伍，"则上热下寒、外热内寒、标热本寒、阴阳俱虚，皆无往而非附子之对症。若知其一不知其二，知单味而不知复方，则自然视附子如毒蛇猛兽矣。还有龙骨、磁石、牡蛎、石英等石类、介类之药，质重可抑浮阳，制暴为良，引附子归于下焦"。可见祝味菊非常善用运用附子，对附子的配伍应用发挥得淋漓尽致。其中附子配伍龙骨、磁石、牡蛎、石英等石类、介类以引附子归于下焦，与郑钦安潜阳归肾、回纳阳气的治法思想如出一辙，只是郑钦安回阳多用附子与干姜、肉桂、龟板、砂仁、炒黄柏等配伍，或者直接用大剂附子回阳。祝味菊也重视潜阳、回阳，《伤寒质难》中说："阴不可盛，以平为度；阳不患多，其要在秘。"祝味菊所说的"秘阳"即是潜阳、回阳之法，与郑钦安潜阳回阳心法是一脉相承的。

祝味菊因其学术风格与上海当时的"轻清之风"迥异，也曾遭到许多非议，但其影响在江南日渐深远，一些时方派、温病学派名家如徐小圃、陈苏生等，在祝味菊的影响下，也转而成为善用温热法的医家，一时在上海形成了颇具影响力的"祝氏流派"。祝味菊著有《伤寒质难》《伤寒新义》

《伤寒方解》等书，学术个性鲜明，为陆渊雷、章次公等名家所叹服，在上海名噪一时，成为上海"火神派"领军人物，其门徒众多，如陈苏生、王兆基、徐伯远、徐仲才、胡觉人等，儿科名医徐小圃亦为之折服，效法祝味菊。

（三）吴佩衡

近代云南名医吴佩衡（1886—1971），系四川会理县人。18 岁时拜四川会理名医彭恩溥为师，22 岁时开始独立行医，1921 年，35 岁时至云南行医，1939 年被推选为昆明市中医师公会理事长，1945 年创办《国医周刊》杂志，以促进中医学交流。1945 至 1950 年间，创办云南私立中医药专科学校。中华人民共和国成立后曾任云南中医学院院长。

吴佩衡在学术上发扬仲景学说，尊"温扶阳气"之法，宗郑钦安"水火立命"说，熟谙坎离水火、心肾交济之理。临证上常以温热大剂力挽麻疹逆候等沉疴大疾，被尊为"吴附子"。在临证用药上，吴佩衡重视"中药十大主帅"，即附子、干姜、肉桂、麻黄、桂枝、细辛、石膏、大黄、芒硝、黄连十味，盛赞此十味药物作用之大。其中，尤其重视附子、干姜、肉桂三味，将此三味排列在"十大主帅"前三位，使用附子一次性可达数百克之多。曾以大剂量附子救治麻疹危急重症逆候，而为时人所推重。

吴佩衡著作有《伤寒论新注》等，并有后人整理的医案刊行。吴佩衡学说在云南影响极大，号称"吴氏流派"。

（四）范中林

范中林（1895—1989），四川成都郫县太和镇人。范中林推崇张仲景《伤寒论》经方，受郑钦安学术影响极大，于临证善用干姜、附子等辛温之品，时人称其为"范火神"。20 世纪 70 年代末，由范中林医案整理小组编写了《范中林六经辨证医案选》，范中林弟子甚众，《郑钦安三书阐释》作者唐步祺即为范中林弟子。范中林在学术与临证上主要有以下几个特色。

第一，善用运用附子、干姜等辛温之品。范中林运用附子，少则 30

克，多则 120 克甚至更多。如治疗病人冉某，女，72 岁，感冒后鼻内出血，其他中医曾连予清热解表之剂而病势不减，用云南白药等塞鼻内也无效。鼻出血已近十天，仍然出血不止，其出血血色暗红，面色苍白，饮食难下，四肢逆冷，恶寒身痛，微咳。舌质暗淡，舌苔白滑，根部微黄腻。范中林辨证为阳虚外感寒邪，太阳少阴证鼻衄，治以助阳解表、温经摄血，方拟麻黄附子细辛汤加味（麻黄 10 克，制附片 60 克，辽细辛 3 克，炮姜 30 克，醋炒荷叶 10 克，炙甘草 20 克）一剂而出血减，两剂而血全止，后再续以四逆汤加益气之品。本例病案为阴证鼻衄，一般医生往往不加辨证，错误予以清热凉血止血等法，必定愈治愈重。范中林切中病机，大胆运用麻黄、附片、辽细辛、炮姜等辛温之品，疗效惊人。由此可见范中林对附片的圆通运用心法。

第二，临证辨治善于运用六经辨证。范中林对六经辨证的运用不只囿于外感病证，在内伤杂病甚或外、妇、儿方便都广泛地运用了六经辨证。《范中林六经辨证医案选》六十多个医案，全部按照六经辨证编排，病名都冠以六经辨证，如"太阳证发热""太阳证偏头痛""太阳证眩晕""太阳证咳嗽""太阳证哮喘""阳明证呕吐""阳明证鼓胀""太阳阳明证泄泻""少阳证发热""少阳证癫狂""太阳少阳证腰痛""太阴证水肿""太阴证泄泻""太阳少阴头痛""太阳阳明证鼻衄""少阴证鼻衄""少阴证哮喘""少阴证经闭""少阴证不孕""少阴证胎黄""厥阴证骨痹"等。反映了范中林"六经钤百病"的临证思路，值得学习六经辨证的学者师法。

第三，善用温热经方，但不废寒凉。范中林虽然善于运用四逆汤、麻黄附子细辛汤、理中汤、当归四逆汤、桂枝汤、四逆汤等辛温类方，但对麻杏石甘汤、竹叶石膏汤、白虎人参汤、大承气汤、大陷胸汤、小柴胡汤等寒凉类方的运用也颇具特色。因此，范中林虽善用温热，但不废寒凉。郑钦安《医理真传》即分阳虚证治、阴虚证治两大类，但现代研究者往往只注意到其阳虚证治中附子诸方的运用，却忽视其阴虚证治中寒凉方药的运用。范中林先生在此方面，继承了郑钦安寒凉养阴等风格，值得学者学习。

三、后世发挥

近年来，中医"火神派"在中医学术界异军突起，郑钦安学术思想及临证经验广受学者重视。20个世纪80年代，唐步祺出版了《郑钦安医书阐释》，是第一次对郑钦安医著的系统整理。著名中医学家，全国首届三十名国医大师之一的成都中医药大学郭子光教授早在1988年主编西南西北片区高等中医院校试用教材《中医各家学说》时，便将郑钦安学说收录教材，并作为明清时期的代表医家之一，进行专篇专节讨论，这是第一次、也是迄今唯一一次将郑钦安学说收编入中医院校教材者。90年代以后，不少学者整理研究了郑钦安学说，特别是近十年来，相关论文及著作大量涌现，研究趋于高潮，中医"扶阳论坛"等民间学术会议定期召开，郑钦安学术思想成为重点研究内容。

郑钦安是清代后期以来，少有的医学风格鲜明、医学成就突出的著名医家。自郑钦安殁后，近百年来对其学术思想继承发扬者大有人在。郑钦安门墙亦是一时人才济济。近二三十年来，学界对郑钦安学术思想逐渐重视，以至于近十年来达到高潮，大批学者重视学习郑钦安学说，研究"火神"学术蔚然成风。

学术的兴起固然可喜，但目前对郑钦安学术思想研究尚存在以下几个问题：

第一，目前的大多数研究仅停留在现象研究的层次，对于郑钦安学术深层次的思想内涵挖掘不够，对于郑钦安学说的研究脉络尚不清晰。

第二，不少研究者片面夸大郑钦安广泛运用温热药物的现象，而没有认识到郑钦安之所以广泛运用温热药物是建立在辨证论治的基础之上的，其本身还有大量运用寒凉药物的经验。研究者片面的夸大容易误导学者。

第三，忽略了郑钦安学术的学术根基。郑钦安学术的理论来源主要有三：仲景伤寒学说，槐轩学派鼻祖刘止唐理学思想，以及历代中医扶阳学派的集成。故要全面看待钦安学术，这三处源头必不可少，且需要深思，从流到源把握内在机理。郑钦安临证最重阴阳二字，而今天崇尚钦安学说的学者往往只看到擅用附子一段，忽略了郑钦安谆谆嘱咐的阴阳二字。若能仔细研习钦安之师刘止唐先生理学著作，便能明了钦安阴阳见解的来源，方能执定阴阳二字，更好的发扬槐轩学问与钦安圆通心法。

综上所述，郑钦安是清代少有的学术思想特色鲜明的医家之一，其擅用辛温药的扶阳心法值得学者深入研究。研究郑钦安思想，以及后代学者对待郑钦安学说应该抱有什么样的态度，也至关重要。郑钦安《医理真传·坎卦解》云："历代诸家，俱未将一阳潜于水中底蕴搜出，以致后学茫然无据，滋阴降火，杀人无算，真千古流弊，医门大憾也。"郑钦安著作中多可见类似论述，郑钦安常常是一面阐述自身观点，一面又同时批驳"市习"，其根本精神是在针砭当时医家不辨阴阳寒热而恣用寒凉的弊端。因此可知，郑钦安之所以在其著作中以大量篇幅阐述阳虚证治法，倡用温热治法，目的是在于纠时风滥用寒凉之偏。我们研究郑钦安医学思想及临证经验，重要的不能只是看到其重用温热药物的现象，而是要阐述清楚这些现象背后的真实含义，掌握其辨证论治的精神。

郑钦安

参考文献

［1］郑寿全.医理真传 [M].于永敏校注.北京：中国中医药出版社，1993.

［2］郑寿全.医法圆通 [M].于永敏，刘小平，校注.北京：中国中医药出版社，1993.

［3］郑钦安.伤寒恒论 [M].周鸿飞，点校.北京：学苑出版社，2009.

［4］陈先赋.四川名医传 [M].成都：四川科学技术出版社，1991.

［5］赵立勋.四川中医药史话 [M].成都：电子科技大学出版社，1993.

［6］郑钦安.郑钦安医书阐释 [M].唐步祺，阐释.成都：巴蜀书社，1996.

［7］黄砚永，黄世明.郑钦安《医理真传》评述 [J].四川中医，1989（12）：3-5.

［8］李德成.郑寿全《医法圆通》扶阳法探析 [J].上海中医药杂志，1997（6）：22-23.

［9］宋兴.清代名医郑寿全运用辛温药物的探讨 [J].中医杂志，2001，42（10）：581-583.

［10］张存悌.圆机活法信如神——名医机巧治案 [J].辽宁中医杂志，2002，29（9）：565.

［11］李钟隆.郑钦安诊治阳虚证心法研究 [D].成都中医药大学硕士学位论文2003.

［12］张文平，刘亮.郑钦安学术思想探析 [J].四川中医，2004，22（1）:3-4.

［13］张存悌.阴阳为纲统分万病（上）——郑钦安学术思想探讨之一 [J].辽宁中医杂志，2005，32（2）：158.

［14］张存悌.阴阳为纲统分万病（中）——郑钦安学术思想探讨之一 [J].辽宁中医杂志，2005，32（3）：252.

［15］张存悌.阴阳为纲统分万病（下）——郑钦安学术思想探讨之一 [J].辽宁中医杂志，2005，32（4）：362.

［16］张存悌.注重阳气肾阳为本——郑钦安学术思想探讨之二 [J].辽宁中医杂志，2005，32（5）：479.

［17］张存悌.详辨阴证创见深刻（1）——郑钦安学术思想探讨之三 [J]. 辽宁中医杂志，2005，32（6）：600-601.

［18］张存悌.详辨阴证多有创见（2）——郑钦安学术思想探讨之三 [J]. 辽宁中医杂志，2005，32（7）：722-723.

［19］张存悌.详辨阴证创见深刻（3）——郑钦安学术思想探讨之三 [J]. 辽宁中医杂志，2005，32（8）：835-836.

［20］张存悌.详辨阴证创见深刻（4）——郑钦安学术思想探讨之三 [J]. 辽宁中医杂志，2005，32（9）：960-961.

［21］张存悌.首重扶阳擅用姜附（1）——郑钦安学术思想探讨之四 [J]. 辽宁中医杂志，2005，32（10）：1083-1084.

［22］张存悌.首重扶阳擅用姜附（2）——郑钦安学术思想探讨之四 [J]. 辽宁中医杂志，2005，32（11）：1195-1196.

［23］张存悌.注重扶阳擅用姜附（3）——郑钦安学术思想探讨之四 [J]. 辽宁中医杂志，2005，32（12）：1303-1304.

［24］张存悌.失血诸症多属阴火——郑钦安学术思想探讨之五 [J]. 辽宁中医杂志，2006，33（1）：110-111.

［25］张存悌.勘破阴霾独辨阴火——郑钦安学术思想探讨之六 [J]. 辽宁中医杂志，2006，33（2）：227-228.

［26］陈杰.浅议郑钦安独特的学术思想 [J]. 湖北中医杂志，2006，28（4）：21-22.

［27］王志红.郑钦安之辨证论治思想精要 [J]. 时珍国医国药，2006，17（9）：1840-1841.

［28］陆云鑫，罗昌国.郑钦安阳虚辨证施治经验初探 [J]. 湖南中医药大学学报，2007，27（2）：56-57.

［29］汪剑，和中浚.清代名医郑钦安眼科辨治心法探析 [J]. 江西中医学院学报，2007，19（2）：15-16.

［30］汪剑，和中浚.四川"火神派"概况及其学术思想特色探讨 [J]，四川中医，2007，25（4）：16-17.

［31］罗伦，王杨春."镇八方"之妙用 [J].上海中医药杂志，2007，41（5）：35-36.

［32］汪剑，和中浚.郑钦安真阳学说与潜阳归肾法理论探讨 [J]，四川中医，2007，25（6）：1-2.

［33］傅文录.郑钦安"阴盛格阳"论学术思想发挥 [J].河南中医，2007，27（6）：9-11.

［34］傅文录.郑钦安"阴盛格阳"论学术思想探析 [J].中医杂志，2007，48（8）：677-679.

［35］汪剑.怎样正确对待"火神派" [N].中国中医药报，2007-10-19.

［36］叶晓光.郑钦安《君相二火解》之我见 [J].北京中医，2007，26（12）：786-787.

［37］周辉.从郑钦安的学术承传谈中国传统文化对中医学术的影响 [J].浙江中医杂志，2008，43（1）：16-17.

［38］傅文录.郑氏"火神派"源流 [J].中医药文化，2008（2）：24-25.

［39］伍小红.评郑寿全论封髓丹之非——兼论补土伏火法 [J].四川中医，2008，26（3）：48.

［40］韩鑫冰，何新慧.郑钦安气化思想探析 [J].中医文献杂志，2008（4）：13-15.

［41］岳胜利.郑钦安"阳主阴从"学术思想发挥 [J].河南中医，2008，28（5）：12-14.

［42］李康铭.郑钦安之先后天阴阳观 [J].中医药通报，2008，7（3）：43-45.

［43］李康铭.郑钦安之先后天阴阳观 [J].光明中医，2008，23（6）：741-743.

[44] 罗昌国, 张瑞贤. 郑钦安学术思想及对附子临床应用的贡献 [J]. 江西中医学院学报, 2008, 20（6）: 10-11.

[45] 唐迪佑. 略论郑钦安之六经定法贯解 [J]. 中国中医药现代远程教育, 2009, 7（1）: 68-69.

[46] 李康铭. 浅论郑钦安的中医元气观 [J]. 中国中医药现代远程教育, 2009, 7（3）: 10-11.

[47] 周磊, 彭玉兰, 刘力红. 浅述郑钦安对阴阳学说的应用 [J], 广西中医药, 2009, 32（4）: 50-51.

[48] 牟典淑, 刘力红. 郑钦安阴阳辨证特点概述 [J]. 中国中医药现代远程教育, 2009, 7（4）: 11-12.

[49] 齐卫平, 王真. 郑钦安"扶阳法"对现代治疗慢性阻塞性肺疾病的启发 [J]. 浙江中医杂志, 2009, 44（2）: 119.

[50] 刘渊, 宋兴. 清代名医郑寿全血证诊治经验研究 [J]. 成都中医药大学学报, 2009, 32（4）: 8-10.

[51] 任彬彬. 郑钦安阴阳思想探微 [J]. 光明中医, 2009, 24（6）: 1029-1030.

[52] 刘平, 姜冬云. 郑寿全阳虚成因说研究 [J]. 四川中医, 2009, 27（10）: 36-37.

[53] 刘渊, 宋兴. 《医法圆通》"不食症"诊治经验探讨 [J]. 上海中医药杂志, 2009, 43（10）: 47-48.

[54] 傅文录. 郑钦安《伤寒论》气化学说 [J]. 世界中医药, 2010, 5（1）: 7-9.

[55] 张建伟. 郑钦安"补土伏火"说略 [J]. 吉林中医药, 2010, 30（1）: 85-86.

[56] 刘渊, 宋兴《医法圆通》"辨温约言"辨误 [J]. 四川中医, 2010, 28（3）: 49-50.

［57］马昆 . 郑钦安生平考证 [J]. 江西中医学院学报，2010，22（2）：40–42.

［58］刘平，欧阳利民，刘晓琴，评论郑寿全《医理真传》之五行观 [J]. 四川中医，2010，28（5）:51–52.

［59］欧阳利民，刘平 . 郑寿全"火神"学术经验价值研究 [J]. 成都中医药大学学报，2010，33（2）：10–11.

［60］陈丽平，宋兴，欧阳利民 .《医法圆通》月经病诊治经验研究之一：经期失调 [J]. 辽宁中医杂志 .2010，37（8）：1441–1442.

［61］黄靖 . 试论郑钦安"阴虚证问答"篇学术思想及其治疗特色 [J]. 中医杂志，2010，51（增刊2）：53–54.

［62］傅文录 . 从人类对火的依赖溯扶阳理论渊源 [J]. 河南中医，2011，31（1）：25–27.

［63］傅文录 . 潜阳封髓丹方证学临床发挥 [J].2011，31（2）：128–130.

［64］汪剑，柳亚平，和中浚 . 郑钦安血证辨治心法探讨 [J].2011，29（6）：31–33.

［65］汪剑，柳亚平，和中浚 . 郑钦安"万病一气说"学术思想探讨 [J].2011，25（4）：34–36.

［66］汪剑，柳亚平 . 郑钦安脉诊思想探讨 [J].2012，39（9）：1–3.

汉晋唐医家（6名）

张仲景　王叔和　皇甫谧　杨上善　孙思邈　王　冰

宋金元医家（18名）

钱　乙　成无己　许叔微　刘　昉　刘完素　张元素

陈无择　张子和　李东垣　陈自明　严用和　王好古

杨士瀛　罗天益　王　珪　危亦林　朱丹溪　滑　寿

明代医家（25名）

楼　英　戴思恭　王　履　刘　纯　虞　抟　王　纶

汪　机　马　莳　薛　己　万密斋　周慎斋　李时珍

徐春甫　李　梴　龚廷贤　杨继洲　孙一奎　缪希雍

王肯堂　武之望　吴　崑　陈实功　张景岳　吴有性

李中梓

清代医家（46名）

喻　昌　傅　山　汪　昂　张志聪　张　璐　陈士铎

冯兆张　薛　雪　程国彭　李用粹　叶天士　王维德

王清任　柯　琴　尤在泾　徐灵胎　何梦瑶　吴　澄

黄庭镜　黄元御　顾世澄　高士宗　沈金鳌　赵学敏

黄宫绣　郑梅涧　俞根初　陈修园　高秉钧　吴鞠通

林珮琴　章虚谷　邹　澍　王旭高　费伯雄　吴师机

王孟英　石寿棠　陆懋修　马培之　郑钦安　雷　丰

柳宝诒　张聿青　唐容川　周学海

民国医家（7名）

张锡纯　何廉臣　陈伯坛　丁甘仁　曹颖甫　张山雷

恽铁樵